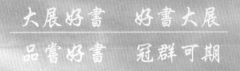

大展好書　好書大展
品嘗好書　冠群可期

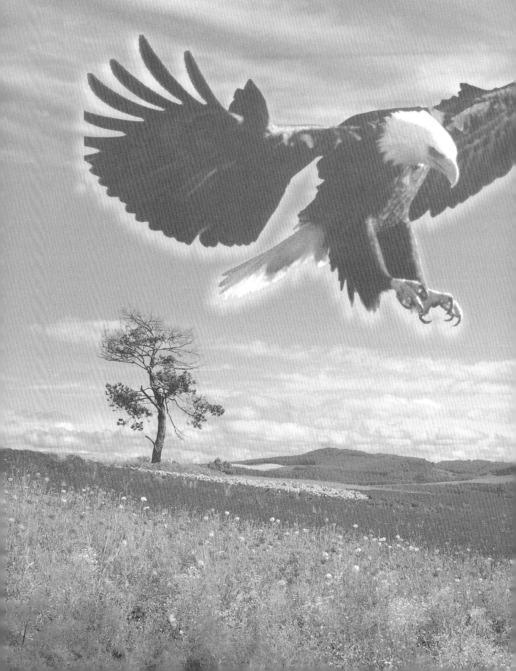

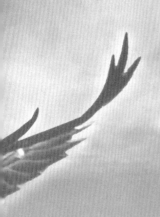

大展好書　好書大展
品嘗好書　冠群可期

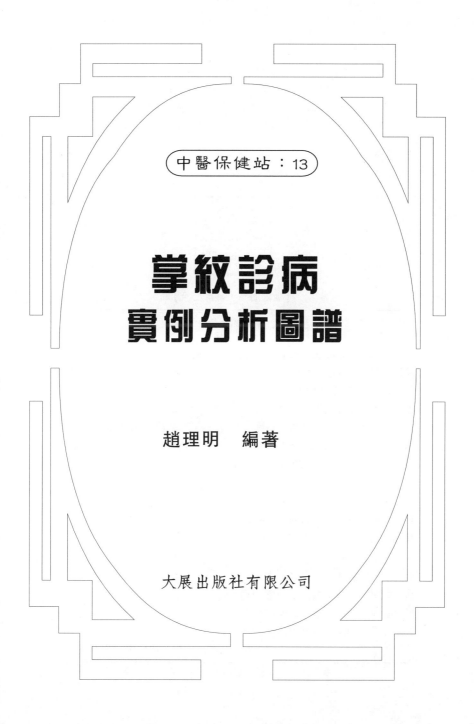

中醫保健站：13

掌紋診病
實例分析圖譜

趙理明　編著

大展出版社有限公司

國家圖書館出版品預行編目資料

掌紋診病實例分析圖譜／趙理明　編著
——初版，——臺北市，大展，2008〔民 97.04〕
面；21 公分 ——（中醫保健站；13）
ISBN 978－957－468－602－5（平裝）

1.望診　2.手
413.241　　　　　　　　　　　　　　　　97002702

掌紋診病實例分析圖譜　ISBN 978－957－468－602－5

編　　著／趙理明
責任編輯／壽亞荷
發 行 人／蔡森明
出 版 者／大展出版社有限公司
社　　址／台北市北投區（石牌）致遠一路 2 段 12 巷 1 號
電　　話／（02）28236031・28236033・28233123
傳　　真／（02）28272069
郵政劃撥／01669551
網　　址／www.dah-jaan.com.tw
E - mail／service@dah-jaan.com.tw
登 記 證／局版臺業字第 2171 號
承 印 者／傳興印刷有限公司
裝　　訂／建鑫裝訂有限公司
排 版 者／弘益電腦排版有限公司
授 權 者／遼寧科學技術出版社
初版 1 刷／2008 年（民 97 年）4 月
定　價／350 元

●本書若有破損、缺頁敬請寄回本社更換●

前 言

　　筆者從 1981 年研究手診至今，已看過數不清的手掌。近年來，已先後出版過《實用掌紋診病技術》、《掌紋診病》VCD 光碟、《望手診病圖解》、《中醫手診》（教材）。2003 年《中國中醫藥報》開設了 52 期「趙理明掌紋診病」專欄。

　　近年來，多次被邀請到北京、廣州、重慶、鄭州、丹東、郴州等地培訓海內外學員數千名。

　　西安新文明醫護專修學院權建新院長及一些讀者學員問我，說：「手掌紋是否中國人和外國人不一樣？」回答是肯定的，手掌紋診病無論人種、地域一律通用。

　　1996 年 4 月的一天，我在 41 次列車上，一次性看了 18 位準備來西安旅遊的英國人手掌紋，經懂漢語的一位青年人翻譯後，他（她）們個個點頭稱道。2001 年 5 月 20 日，筆者在韓國旅遊時，當場給幾位韓國工作人員看手診病，也證實瞭望手診病通用之奧妙！今年 8 月初，筆者被邀請在北京舉辦掌紋診病培訓班時，在北京師範大學國際交流服務中心看了美國、日本、義大利、澳洲等一些不同人種的手掌紋，同樣證明了這一點。

　　筆者編寫的《望手診病圖解》一書，出版後僅兩個月即再版，在此期間，筆者接到了美國、日本以及臺灣等海內外掌紋醫學愛好者及學員的許多問詢電話。可以看出，人們對

望手診病知識是很感興趣的。

筆者從上述「手診」類著作的回饋信息中，瞭解到讀者的需求，爲了使手診知識在群眾中更普及、更受用，在遼寧科學技術出版社醫學圖書中心壽亞荷編輯的熱心支持下，以更通俗、更實用的手法，編著了《掌紋診病實例分析圖譜》。

本書共分三章，第一章採用最簡明的方法介紹掌紋醫學基礎知識；第二章採用引導讀者直接進入手診臨床的學習方法，按病種排列，介紹了傳眞病例圖譜，使讀者從中找出能「授人以漁」的手掌紋診病的思路和規律；第三章介紹了掌紋診病彩圖綜合分析。提醒讀者注意的是，對書中介紹的治療方法，需在醫生指導下臨床應用。

「知識雖淺，罄竭則深」。讀者只要深入探索，勤於總結，將會在手診學術之海中有自己的新發現。

在這裏，要感謝趙培軍、趙沛浩兩位醫師所做的圖譜整理工作和西安市雁塔區衛生局徐炳文科長以及那些讓我將他們塗得黑糊糊的印了手掌紋的雙手奉獻出來，支持鼓勵我臨床研究的朋友。

學術必須有爭鳴，有爭鳴才能健康發展，不補充、不完善是沒有生命力的。因此，筆者願倦脖以待更多的讀者學員來電來信發表批評意見，爲手指掌紋醫學研究共同探索！以便此書再版時能更好地爲讀者服務。

執業醫師　**趙理明**
於西安市蓮湖區紅廟坡 196 號（710014）
電話：13488231303
029－88528231

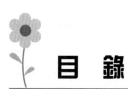

目　錄

第三章　掌紋診病彩圖綜合分析

第一章

掌紋診病基礎知識

一、什麼是掌紋醫學？學好它有何意義？

掌紋醫學，就是根據望人的全手掌手形、紋理、氣色、指甲以及由摸、按、點壓患者的手掌肌肉軟硬、穴位與疼痛等不適感覺來獲得病情乃至性格的診斷統稱。

學好看手診病，具有觀察你周圍人的病態發展傾向，指導患者去醫院就診查體，做到有病早防早治療的臨床價值和意義。

根據筆者教學帶徒經驗，一個從未接觸過手診的人，只要集中5～7天時間學習，就可初步掌握臨床應用。

日前，人們只注意生了病時才重視治療，而預防意識較差。世界衛生組織指出：三分之一的癌症是可以預防的；三分之一的癌症由早診、早治是可以治癒的；三分之一的癌症經由治療是可以減輕痛苦，延長壽命。手診醫學有提前發現疾病信號的優勢。筆者堅信，望手診病一定會得到更多人的注意和研究，並自覺地、更好地應用它，這是醫學發展的需要，是時代的需要，而不僅僅是一些學者的愛好。由此，普及和推廣掌紋診病技術勢在必行。

二、掌紋 34 條線的名稱與意義

1. 本能線

也稱生命線，就是由手掌虎口中央起點，自然走向手腕之處將大拇指圍起的掌褶紋線。它代表人的壽命、體質、活力、能力、精力、健康和疾病狀況。標準的本能線，深刻、明晰、飽滿無間斷分叉、不超過中指中垂線，

不能錯誤地從它的長短、粗細來論壽命之長短。若有叉紋、障礙線，提示有大病先兆。請注意：是人體疾病決定掌紋在變化，而不是掌紋主宰人的身心健康。本能線有統領諸線之作用。

2. 腦線

也稱智慧線。就是由手掌虎口中央走流到掌中，至無名指中垂線處為標準。標準的腦線，表示大腦聰明，精力充沛，心情愉快，健康活潑。若腦線不正常發展，提示心血管、智力、腦神經系統以及頭部方面疾病信號。此線與遺傳有關。

3. 四指掌褶紋線

也稱感情線。就是由手掌打擊緣小指下起點走流到中指下的掌紋。它代表心臟、視神經、呼吸道、食道等人體健康病史狀況。

4. 玉柱線

也稱命運線。就是由手腕中央向上走至中指下之掌紋。此

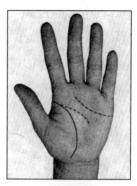

本能線

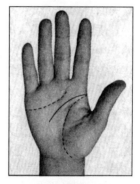

腦線

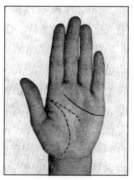

四指掌摺紋線

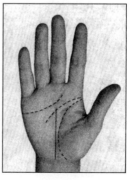

玉柱線

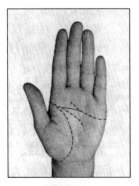

貫橋線

線並非人人皆有，它與遺傳有關，代表人的體質、心血管系統以及人的精力盛衰狀況。

5. 貫橋線

就是承接腦線和四指屈掌褶紋之連線。有此線，提示心臟功能障礙。

6. 指紋

就是十指腹肚先天的自然紋。

皮膚是人體最大的器官，當胚胎發育到第 5 週時，皮膚開始產生，到 24 週時，指紋完全形成，從此終生不變。指紋千姿百態而美妙，看似雷同，其實不然。醫學家稱其為天降胎成的立體經絡。破案專家稱它是人體特有的天然之印。體育運動專家則稱它是目測優秀運動員的好參謀。中國是指紋技術應用的發源地，早在戰國末期至秦代就有「手跡」作為偵破盜案的物證記載，然而卻沒有上升為一門現代科學，走了一條發明於中國、成熟於英國的路子。

資料報導：英國在 1990 年立法批准採用指紋鑒定法，但它並不是第一個運用指紋技術破案的國家。1892 年阿根廷某警察局利用犯罪現場的指紋破獲了一起母親殺害兒子的案件，為西方國家利用指紋破案的先例。

指紋也可以測試運動員。目前在國際上開創了一門體育運動員指紋選才的新興學科。研究表明：我國優秀運動員的指掌紋上存在著明顯的遺傳優勢。指紋與人的柔韌性、爆發力、速度、神經類型、智力等項遺傳機能有密切關係。指紋是暴露在人體外的遺傳因子，可以被直接「目

測」，從而解決了選才的盲目性，避免了兒童參加他本人不適宜的運動項目以及沒有發展潛力的徒勞訓練。有關指紋與疾病的關係，在大量墨印掌紋實例圖譜中已有講解，這裏暫不贅述。

常見的指紋有：渦斗紋、螺斗紋、箕指紋、弓指紋、帳式弓形紋、馬蹄樣紋、S形指紋（見實例圖部分）。

若男性十指紋平均有五個弓形紋和有開口指紋偏向大拇指的反箕紋，多為男性先天性不育症。

7. 指節屈褶紋

簡稱指節紋。就是手掌十指每節承接處一、兩條粗而明顯之橫紋。若十指第一指節紋只有光滑一道，提示此人在學習時注意力不易集中，大腦易開小差，一般注意力集中不超過20分鐘。若十指每指節紋均呈一條光滑的橫紋，提示此人大腦反應遲鈍，癡呆。

8. 干擾線

就是干擾主線的橫豎線。干擾線可組成各式各樣的病理紋。

9. 非健康線

就是起於掌坎宮，斜走小指下坤宮方向處的掌紋。有此線出現，提示此人不健康。

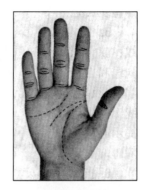

指節屈褶紋

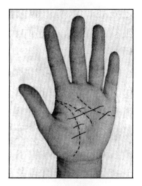

干擾線

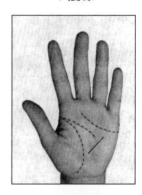

非健康線

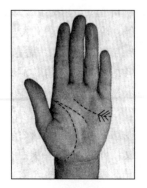

生殖線

10. 生殖線

就是四指掌屈褶紋起端呈根鬚狀紋。它代表生殖功能之旺盛。

11. 指節橫紋線

就是指節掌面出現數條橫細線，以無名指第二節面橫紋為代表，稱為病紋線。

此紋如同非健康線一樣，代表多病，體質差，是內分泌失調之先兆，雙手短時間泡水指肚有凹狀皺橫紋，提示浮腫，腎功能障礙信號。

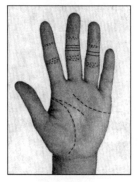

指節橫紋線

12. 過敏線

也稱金星環。就是連接食中二指縫與小指無名指縫之間的弧形連線。有此線提示過敏性體質，易患藥物、皮膚、支氣管過敏。

若過敏線無論從何方生出，走不到位，則無過敏診斷價值。若兩邊均生出但中間有寫行書樣連接狀，提示有過敏診斷價值。過敏線一條很明顯，或兩條，臨床價值意義大。

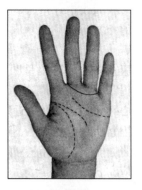

過敏線

13. 肝分線

就是性線延長超過無名指中垂線，也稱酒線。有此線多提示過量飲酒或藥物中毒導致肝功能障礙。關節炎痛風患者也可見到此紋，接觸毒品及肝臟疾病患者也常見此紋。此線如某些漢字一樣，在某些情況下可代表幾種含意。

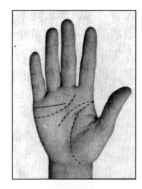

肝分線

14. 土星環紋

就是手掌離位有一條弧線正好扣住中指根部，為標準的土星環。它提示眼疾，肝氣不舒。若土星環移扣到食指，提示身心健康。若土星環內呈凹狀，色澤晦暗，提示心功能障礙。所謂肝氣不舒，即心理壓力大，是指近期由於各種刺激因素所引起的身體不適和精神上的緊張、焦慮、苦悶、煩躁等不良之反應。

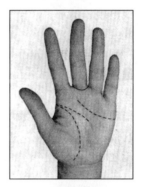

土星環紋

15. 放縱線

就是小魚際處有一條或數條朝本能線方向浪漫走流的橫線。它提示性生活過度，或患糖尿病，生活不規律或長期熬夜，或接觸過毒品麻醉品。若小兒有放縱線，提示經常夜哭或長時間俯臥睡覺。

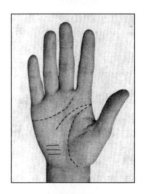

放縱線

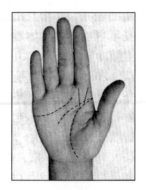

健康線

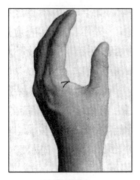

壽線紋

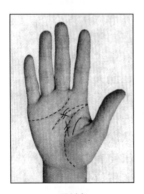

副線

16. 健康線

就是本能線上部生出一條或兩條走向中指下或食指下生機勃勃之掌紋。有此線代表其人以耀其精神，即使身體有病，也能很快康復。

17. 壽線紋

也稱第二健康線（見彩圖壽線紋）。就是本能線起點向手背方向延伸或此線末端延伸變深。代表進入老年體健而長壽之象徵。

《道機》曰：「人生而命有長短者，非自然也，皆由將身不謹，飲食過差，淫失無度，懺逆陰陽，魂神不守，精竭命衰，百病萌生故不終其壽。」

夫妻恩愛，家庭和睦，是長壽秘訣之首。

18. 副線

就是主線雙側有長的平行線或主線中斷處又有短線承接之線。前者代表身體健康，後者提示即使患病也能康復。

19. 白線紋

就是手指墨印在白紙上顯示方向、長寬不一的白色紋路。臨床發現白線紋女性高於男性，左手高於右

手，成人高於兒童。

若白線紋出現在掌面，提示體內對應處有不健康的先兆。如指肚出現的白線紋多，提示腎功能差，體質差，血壓偏低，血液循環障礙。

20. 太陽線

就是無名指下有一兩條穿過感情線之豎線，它代表人的氣質、呼吸系統、精神狀態等。與人的智慧、技術等有關。筆者多年臨床驗證，有成就的作家、教授以及有成功事業的人均有發達的太陽線。

21. 坤位馬蹄樣指紋

若食指、中指、無名指、小指之縫掌面指樣紋越多，提示此人反應愈遲緩。一般正常人無名指與小指縫下坤位處均有馬蹄式指樣紋。

22. 異性線

靠手掌打擊緣掌面上，有橫「丫」字紋，稱為異性線。青年人如果雙手掌均有眾多迷戀恋性的倒丫字紋，提示房事過頻，應提防泌尿系統感染。

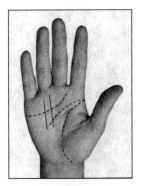
太陽線

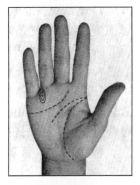
坤位馬蹄樣指紋

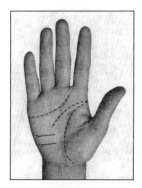
異性線

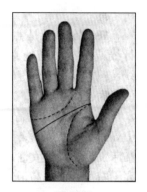

雪梨線

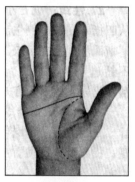

通貫掌

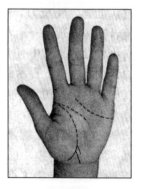

便秘線

23. 雪梨線

就是腦線延長至打擊緣的線。大約在 1970 年，有掌紋研究者在澳洲的雪梨市發現的一種特異變化掌屈褶紋。臨床代表各種惡變病信號，若發現雙手均有雪梨線，線末端又有島紋，提示所患疾病應引起高度重視，觀察其手掌變化來指導病人去醫院向某一科檢查。若兒童雙手有雪梨線，提示發燒致使智力發育已受到影響，或易患過敏性紫癜病。

24. 通貫掌

就是四指掌屈褶紋，腦線合融在一起的掌紋。也稱斷掌、轉道紋，此線與遺傳有關。此線代表人的體質、智力、壽命和疾病的發展方向，且易患頭痛。

25. 便秘線

就是本能線下部靠掌內處有幾條流蘇樣支線走向月丘處。若有一條較長支線，提示長期性頑固便秘。醫學家趙學敏說：「凡治病，總宜使邪有出路。」習慣性便秘可導致黃褐斑、扁平疣等病。

26. 手背指節紋

就是指節紋各關節手指背對應處之紋（見彩圖手背指節紋）。此紋兩三條並呈彎曲狀，提示此人大腦發育健康，若只有一條，提示此人反應遲鈍。若指節紋咖啡色，無名指最明顯，提示膽囊疾患信號。

27. 性線

就是小指下掌打擊緣從四指掌屈紋上側生出兩三條，平直清晰而不間斷之掌紋。標準的性線長不超過小指中垂線。它與人的性生活、泌尿生殖系統有關。

28. 金月丘指樣紋

就是手掌月丘、金星丘有指肚樣紋。有此紋出現，提示此人即使看上去壯實，但耐力差（不是爆發力）。若雙手均有此紋，提示此人若患大病，康復緩慢，抗病能力、免疫力、忍痛能力均弱。

筆者臨床發現，一個人若雙手金月丘有指樣紋，十指中有七個以上指紋開口均向小指側，提示此人平時應注意保健。在癌症患者中常可看到這樣的指掌紋。

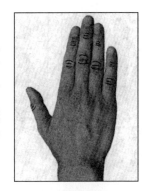

手背指節紋

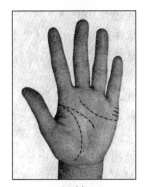

性線

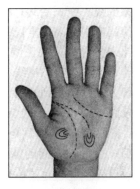

金月丘指樣紋

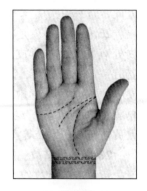

手頸線

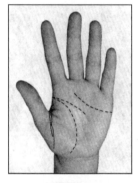

佛眼紋

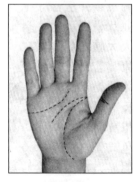

孔子目紋

29. 手頸線

就是手腕處兩條橫線。它代表生殖功能。如果靠手掌手頸線上有星字紋符號，或手頸線殘缺不全，或呈標準的鏈狀紋或手腕處有幾條靜脈浮露，提示腎及生殖功能差，如為女性，則易患婦科炎症。

小孩手腕處出現靜脈浮顯，頭髮一撮一撮地聯合一起如麥穗狀，說明幼兒消化系統有障礙和營養缺乏。

30. 佛眼紋

就是大拇指第二節橫紋有小眼狀紋連接。臨床價值同孔子目紋（見下邊內容）。

31. 孔子目紋

就是大拇指第一節和指背對應處有眼狀紋，四指末端第一節有雙條指節紋。有此紋代表其人聰明。知識份子多有此紋。

若大拇指節紋只有一道，第二指節面有一兩條同樣的明顯橫紋，也為孔子目紋看待。

32. 水星垂線紋

就是坤位小指、無名指縫下有幾條縱細線。提示生殖泌尿系統疾病，若此線粗而明顯兩三條為下肢乏力症。

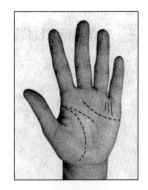

水星垂線紋

33. 胚芽紋

就是本能線上部靠掌心側，線上有數條排列向上的露苗小線。臨床反應氣血雙虧、血壓偏低、體質差、易患感冒及腦力勞動者多見此紋。建議有胚芽紋者應注意營養，加強體育鍛鍊。

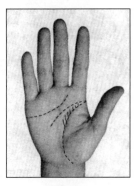

胚芽紋

34. 指節掌面川字紋

就是十指節面均有豎形紋。表示體健，若老年人出現此紋，小指又有一條如錐畫沙一樣貫通的豎溝線，提示長壽意義更大。

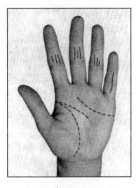

指節掌面川字紋

三、34 條手指掌紋位置劃分法

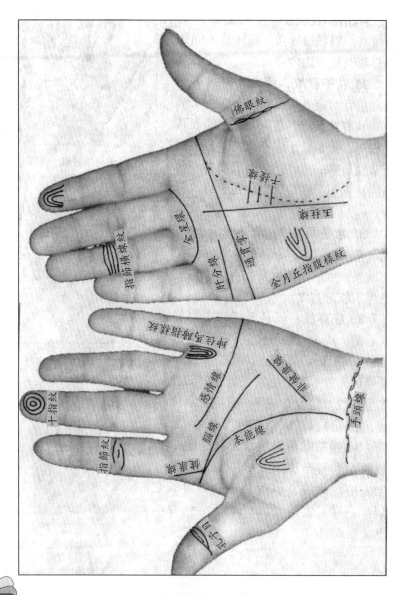

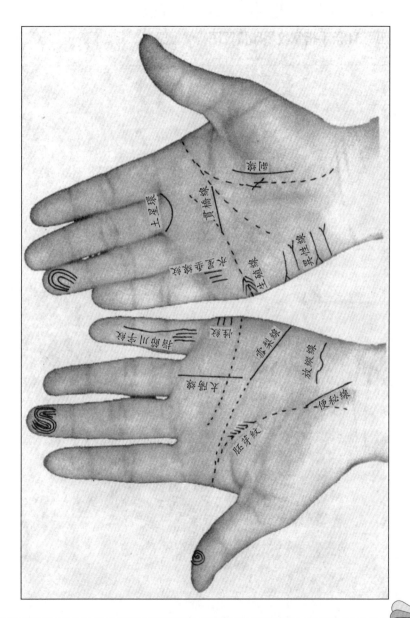

四、34 條手指掌紋墨印位置圖

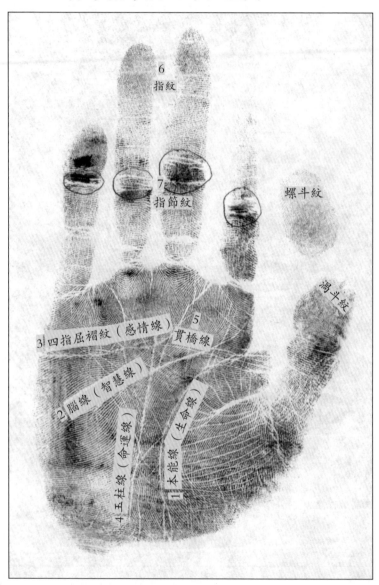

6
指紋

螺斗紋

7
指節紋

渦斗紋

3 四指屈褶紋（感情線）

5
貫橋線

2 腦線（智慧線）

4 玉柱線（命運線）

1 本能線（生命線）

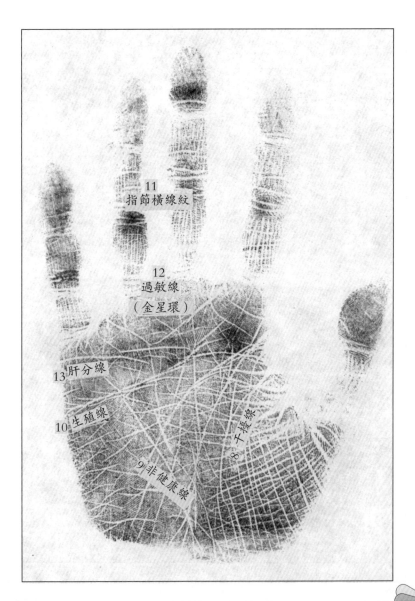

11
指節橫線紋

12
過敏線
（金星環）

13 肝分線

10 生殖線

9 非健康線

8 干擾線

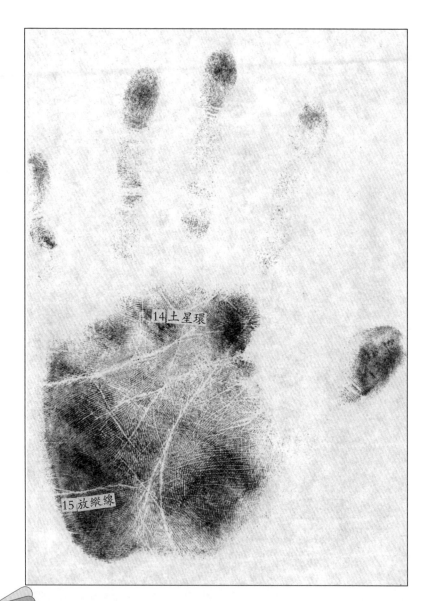

14 土星環

15 放縱線

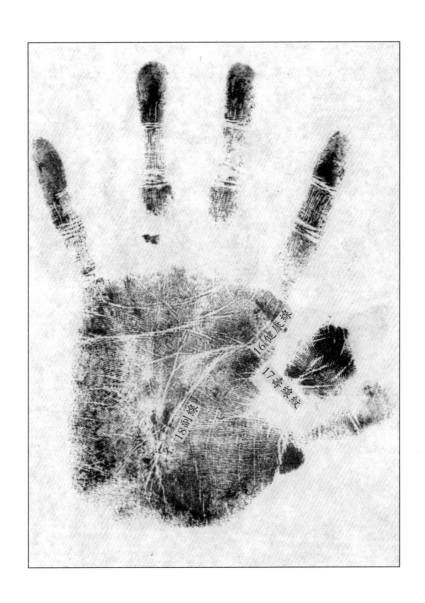

16 健康線

17 壽線紋

18 副線

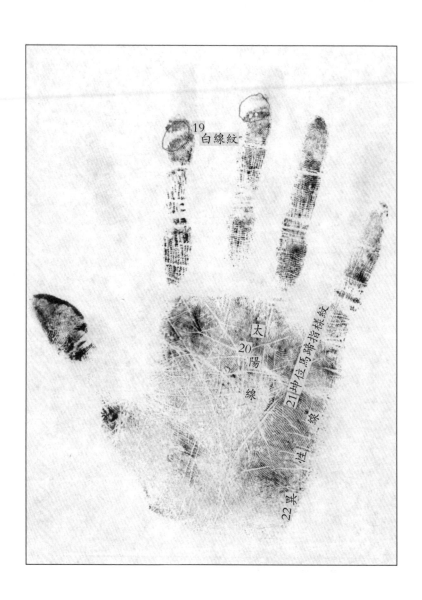

19 白線紋

太
20 陽
線

21坤位馬蹄指樣紋

22異性線

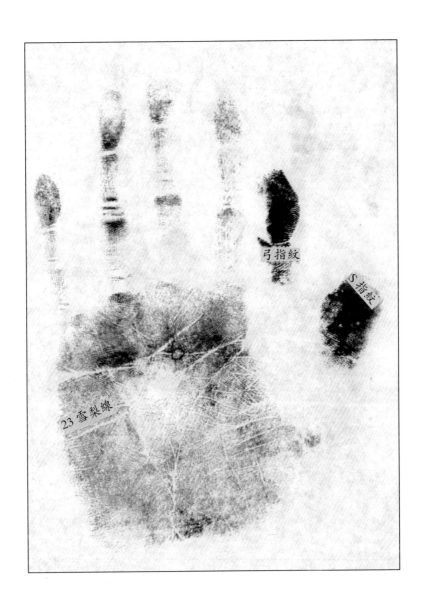

弓指紋

S指紋

23雪梨線

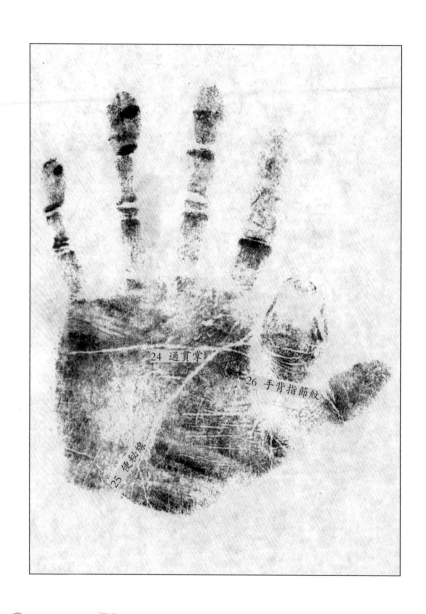

24　通貫掌

26　手背指節紋

25　便秘線

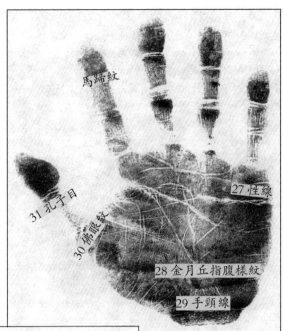

馬蹄紋

27 性線

31 孔子目

30 佛眼紋

28 金月丘指腹樣紋

29 手頸線

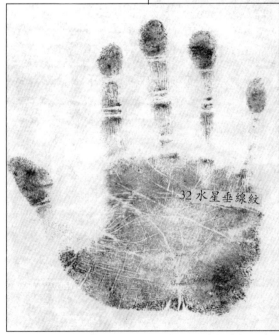

32 水星垂線紋

馬蹄紋

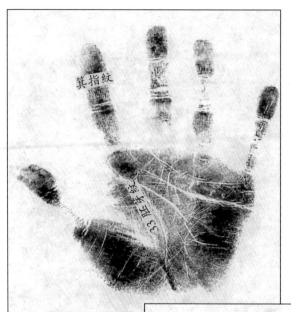

箕指紋

33 胚芽紋

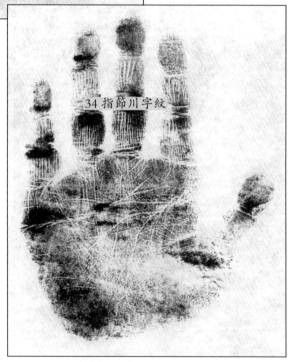

34 指節川字紋

五、本能線預測疾病年齡劃分法

目測從食、中兩指縫向本能線平行畫弧線，相交點分別為 20 歲，40 歲，60 歲，80 歲。哪個年齡區線上出現斷裂或有異常符號，提示哪個年齡段有疾病信號，應積極預防。

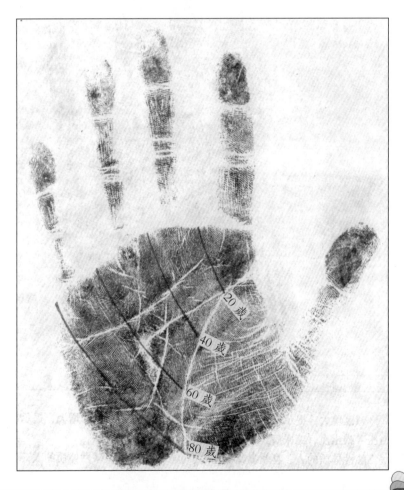

六、手掌酸鹼區劃分法

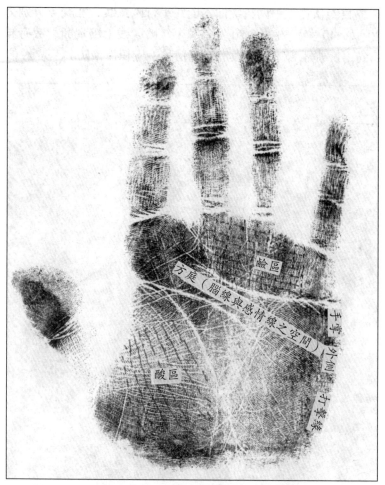

鹼區增大，提示胃病、哮喘、臟器下垂，低血壓；酸區增大，提示高血壓、腦出血、糖尿病、心臟及腎疾患信號（見圖）。

酸性體質的人，喜歡喝咖啡，喝了也不影響睡眠。鹼性體質的人，對咖啡很敏感，睡前飲一杯就影響入睡。

七、手掌九宮八卦劃分法

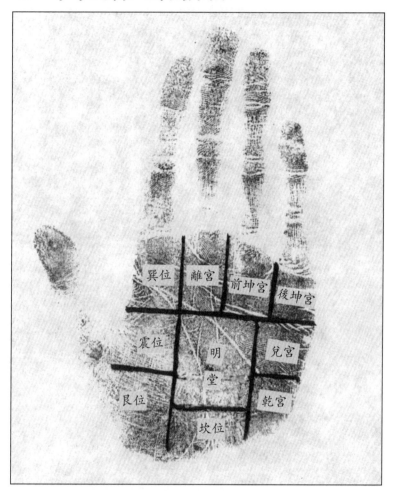

巽位　離宮　前坤宮　後坤宮

震位　明堂　兌宮

艮位　　　乾宮

坎位

九宮代表意義

　巽宮—肝膽　　離宮—心腦　　震宮—性欲、胃功能　　前坤宮—視神經　　後坤宮～腎及生殖泌尿系統　　兌宮—呼吸系統　　乾宮—肺及神經系統　　坎宮—生殖、腎功能、直腸肛門　艮宮—大腸、脾胃功能　　明堂—心血管循環功能

八、手掌九星丘劃分法

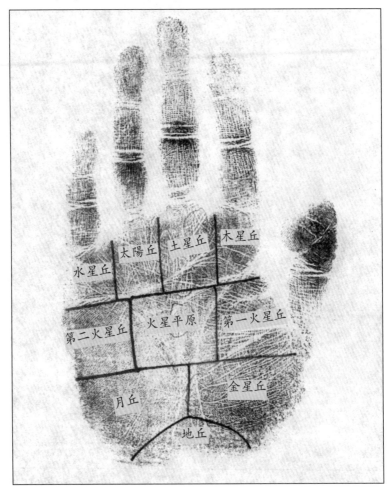

國外結合宇宙中太陽系的星體按「天人合一」學說，將手掌分為九個星丘。九宮八卦同九星丘相吻合，說明中外研究者是站在同一星球上遵循宇宙間的一定規律，採用不同方法嚴格從不同角度觀察研究的結果，無疑是正確的、統一的、科學的。

掌紋診病實例分析圖譜

第二章

掌紋診病墨印
圖綜合分析

一、頭痛及其他疾病

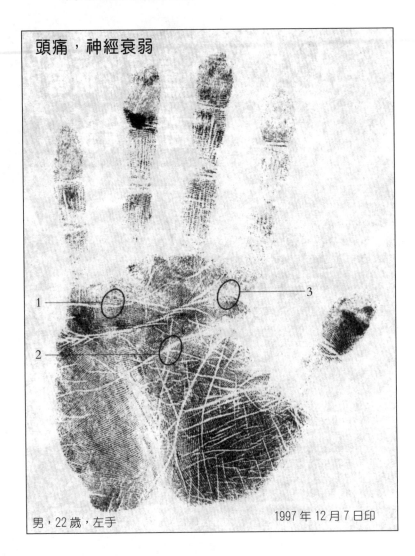

頭痛，神經衰弱

1

2

3

男，22歲，左手

1997 年 12 月 7 日印

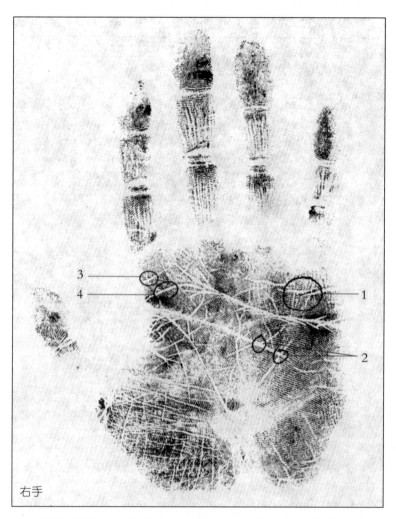

右手

　　綜合分析：1.雙手掌均有肝分線，提示肝損傷史，幼年肝炎史。2.腦線上有與主線一樣粗的干擾線，提示頭痛信號。3.右手異位有明顯的「十」字紋，提示膽結石信號。4.雙手感情線末端均下彎行到腦線起點處，提示神經衰弱信號。

　　治療：建議此患者戒酒保肝。口服中成藥舒肝丸，逍遙丸。

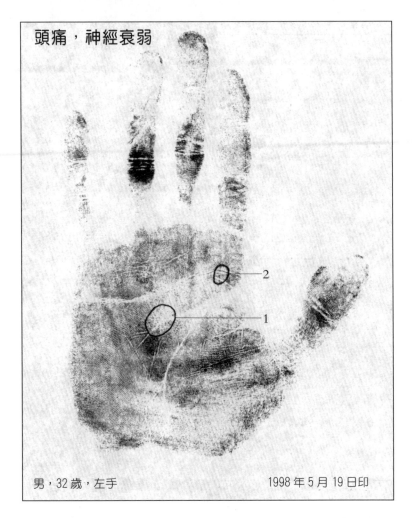

頭痛，神經衰弱

男，32歲，左手　　　　　　　　1998 年 5 月 19 日印

　　綜合分析：1. 左手腦線上有「米」字紋，提示血管性頭痛信號。2. 感情線末端下彎行到腦線起點處，提示易患神經衰弱。

　　中藥治療血管性頭痛（中醫雜誌）：川芎、白芷、赤芍各 15 克，羌活 12 克，元胡 10 克，三七粉 6 克（沖服），水煎服，每日 1 劑。

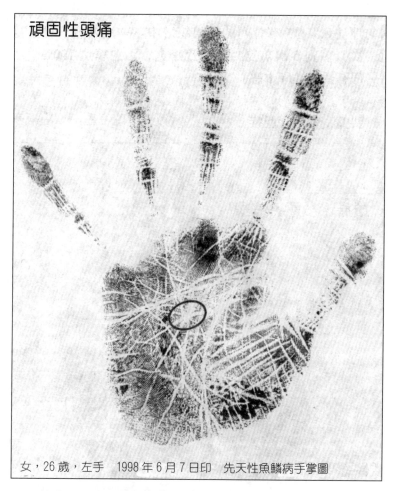

頑固性頭痛

女，26歲，左手　1998年6月7日印　先天性魚鱗病手掌圖

　　綜合分析：腦線上有主線一樣明顯的「米」字紋，提示頑固性頭痛信號。

　　治療：穴位封閉治各種類型頭痛（《中西醫結合雜誌》）部位：手掌面距第4、5指間聯合近掌心端2公分處。

　　藥物：2%鹽酸普魯卡因注射液（用前先作過敏試驗）。

　　方法：根據中醫繆刺理論，左側頭痛取右手掌，右側頭痛取左手掌。封閉部位常規消毒後，用2毫升注射器接6號

注射器針頭，抽取上述藥液後，使針頭與手掌呈 45° 角向近掌心端處進行封閉注射，進針深達 3 公分，邊進針邊推藥液，將藥液均勻地注入 4、5 掌骨間的軟組織之中。一次未癒，可重複注射一次。多則 5 次重複封閉治療痊癒，治癒率達 100%。注射後局部有暫時性麻木感。

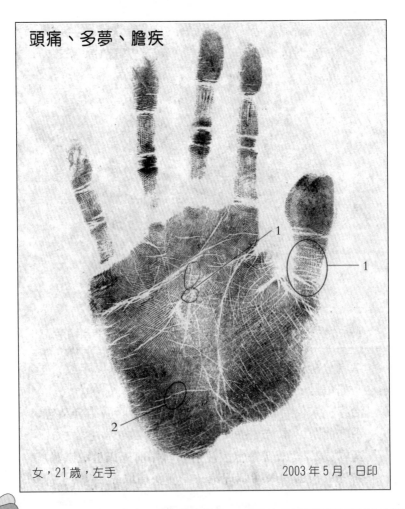

頭痛、多夢、膽疾

1

1

2

女，21 歲，左手　　　　　　　　　　2003 年 5 月 1 日印

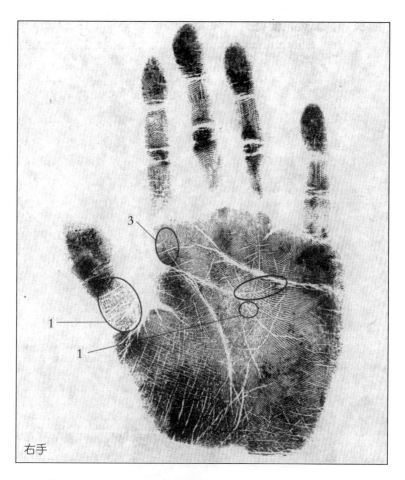

右手

綜合分析：1.雙手大拇指第二節掌面紋雜亂，腦線均分叉紋，提示頭痛信號。2.左手月丘有明顯的放縱線，提示失眠多夢信號。3.右手巽位有明顯的「十」字紋，提示易患膽囊疾患。

治療：頭痛塞鼻散（吳震西‧《中醫雜誌》）：川芎50克，白芷50克，炙遠志50克，冰片7克。上藥共研細末，裝瓶密貯備用。以綢布一小塊包少許藥末，左側頭痛塞右鼻孔，右側頭痛塞左側鼻孔。一般3～5分鐘後即可見效。頭痛復發時再用仍有效果。

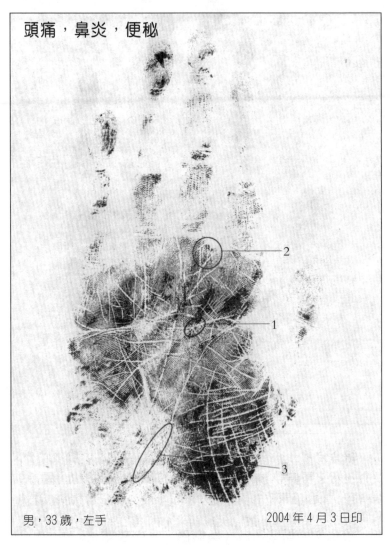

頭痛，鼻炎，便秘

男，33歲，左手　　　　　　　　　2004 年 4 月 3 日印

　　綜合分析：1. 雙手腦線上均有「米」字紋符號，提示頭痛信號。2. 雙手食、中二指縫掌面處有方形紋，提示鼻炎信號。3. 雙手均有明顯的便秘線。

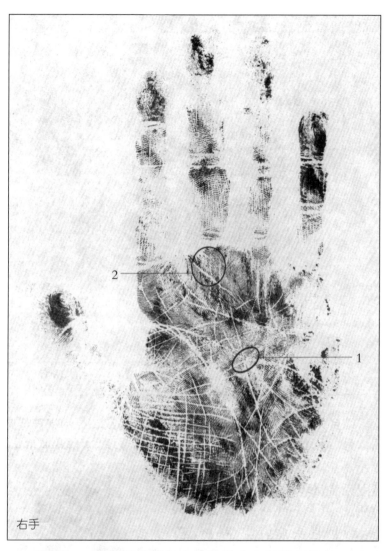

右手

治療：1. 中草藥小薊一大把放入水中與雞蛋共煮，至蛋熟，食蛋，治療鼻炎效果好。2. 外用鼻吸藥治鼻炎方：冰片3克，白芷30克，共研極細末。每次適量吸入鼻內。治療慢性肥厚性鼻炎。

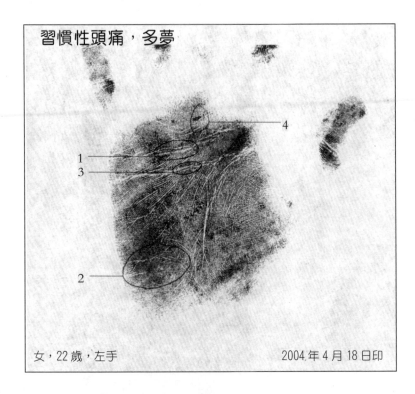

習慣性頭痛，多夢

4

1
3

2

女，22 歲，左手   2004.年 4 月 18 日印

綜合分析：1. 無名指下副感情線上有島紋，提示視神經障礙信號。2. 月丘有放縱線，提示易患失眠多夢。3. 鏈狀通貫掌，提示易患習慣性頭痛。4. 有雙條金星環，提示過敏體質。

習慣性頭痛者應注意：不要受風寒，克服用涼水洗頭之惡習。頭痛時，採用刮痧療法刮百會穴，治療效果既可靠，又無毒副作用。

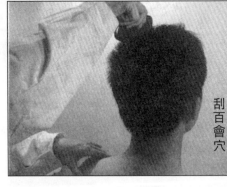

刮百會穴

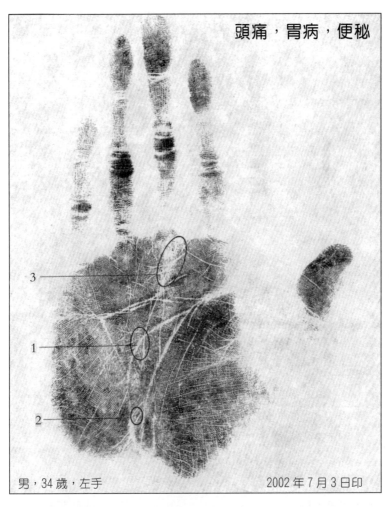

頭痛，胃病，便秘

3

1

2

男，34 歲，左手　　　　　　　　　　2002 年 7 月 3 日印

　　綜合分析：1. 左手掌腦線附著本能線而行，提示頭痛、神經衰弱信號。2. 有兩條明顯的便秘線。3. 感情線走流到食、中指縫間，提示胃病信號。

　　治療：建議此患者克服過度思慮習慣，口服中成藥胃蘇沖劑，健脾丸，歸脾丸。

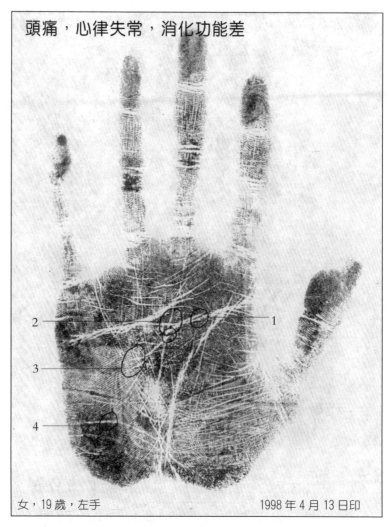

頭痛，心律失常，消化功能差

2 —
3 —
4 —
— 1

女，19 歲，左手 　　　　　　　1998 年 4 月 13 日印

　　綜合分析：1. 左手腦線有斷裂之跡，提示頭部受傷史、頭痛信號。2. 雙手掌方庭有「十」字紋，提示心律失常信號。3. 雙手非健康線呈梯狀細紋，提示易患胃疾，消化功能差。4. 雙手月丘均有放縱線，提示多夢信號。

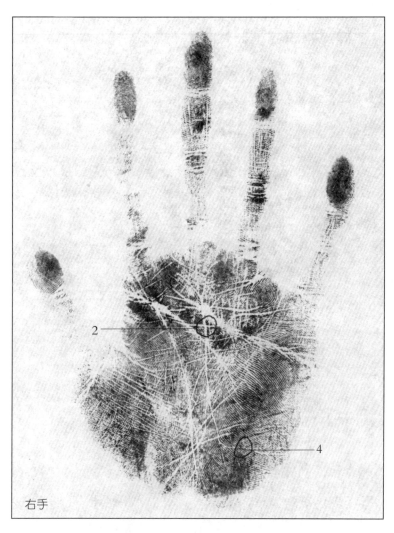

右手

治療：炙甘草湯（《傷寒論》）：炙甘草 15 克，生地 30克，生薑、阿膠、桂枝、麻仁各 10 克，麥冬 12 克，人參 9 克，大棗 10 枚。水煎分服，日 l 劑。適用於病毒性心肌 炎，功能性心律不整。

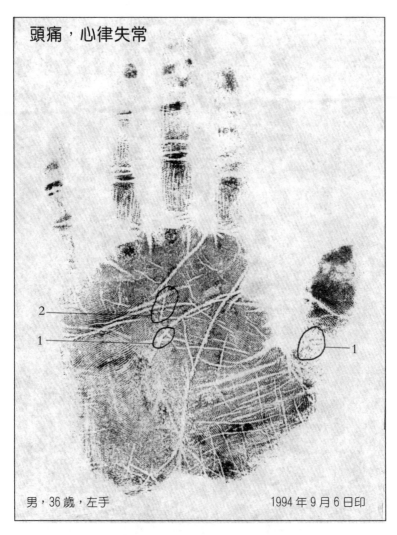

頭痛，心律失常

2

1

1

男，36歲，左手   1994年9月6日印

　　綜合分析：1. 雙手大拇指第二節指掌面均有明顯的「十」字紋；左手腦線上有明顯的干擾線，均提示頭痛信號。2. 左手方庭有明顯的「丰」字紋，右手方庭有明顯的「十」字紋，提示心臟病信號。

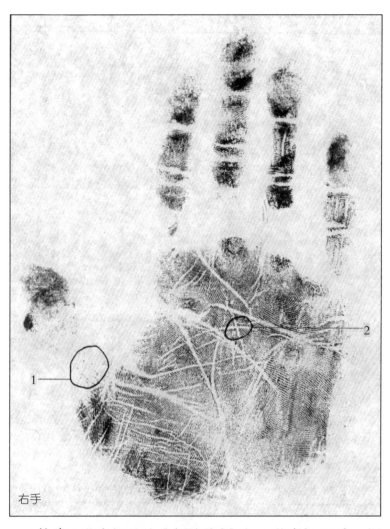

右手

　　治療：酸棗仁湯（《金匱要略》）：酸棗仁 30 克，川芎、知母各 12 克，茯苓 15 克，甘草 9 克。水煎服，日 1劑，分 2 次內服。適用於陣發性心動過速，神經衰弱，心臟神經官能症，更年期綜合徵。

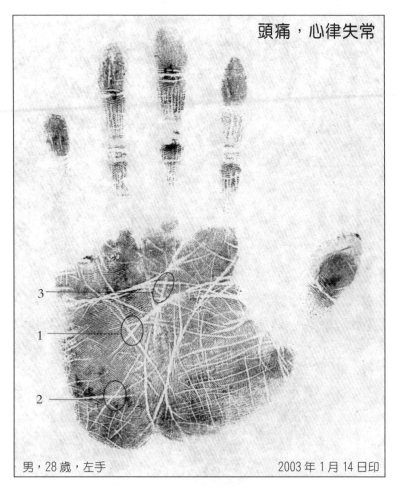

頭痛，心律失常

3

1

2

男，28歲，左手

2003 年 1 月 14 日印

　　綜合分析：1. 雙手腦線均有主線一樣粗的非健康線干擾成「十」字紋，提示頭痛。2. 雙手月丘有明顯的大「十」字紋放縱線，提示性生活過度。3. 雙手方庭均有「十」字紋，提示心律失常。4. 右手巽位有明顯的「十」字紋，提示膽結石先兆。

　　心律失常治療：太子參 30 克，川芎、赤芍、麥冬各 15 克，丹皮、五味子各 10 克。水煎服，日 1 劑。

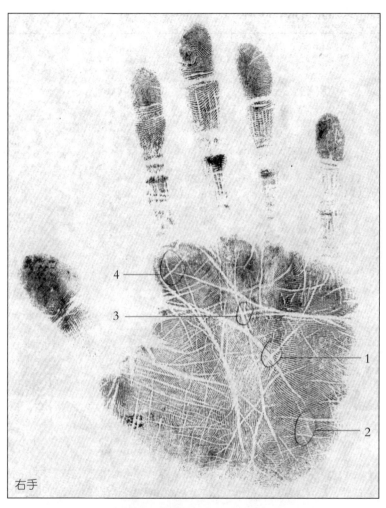

右手

4
3
1
2

　　加減：兼氣鬱者，加鬱金或香附或烏藥。兼神魂不寧者，加酸棗仁、炙遠志、生龍骨、生牡蠣。兼脾虛者，加山藥、茯苓、白朮。兼外感風寒者，加荊芥、防風、羌活、獨活、薄荷。兼痰濕者，加陳皮、半夏、石菖蒲。出現代脈者，加黃芪或人參。見澀脈者，加阿膠、生地，去人參。（《北京中醫學院學報》）。

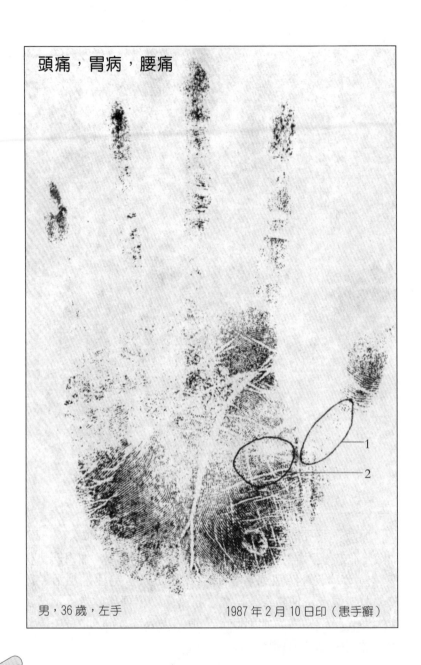

頭痛，胃病，腰痛

男，36歲，左手　　　　　　1987年2月10日印（患手癬）

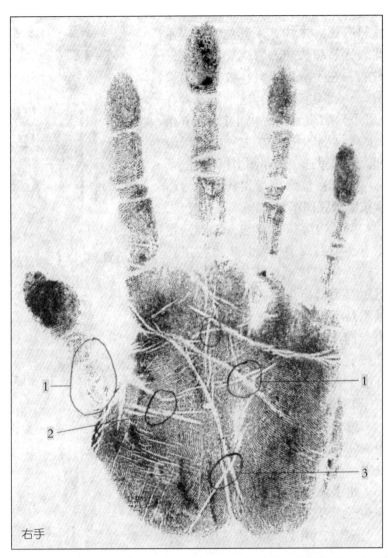

右手

　　綜合分析：1. 雙手掌大拇指第二指節掌面紋雜亂，右手腦線上有明顯的干擾線，提示頭痛信號。2. 雙手掌震位有橫凹溝，提示胃疾信號。3. 右手掌本能線末端有一條明顯的斜干擾線，提示易患腰痛。如果一個人雙手掌紋只有三大主

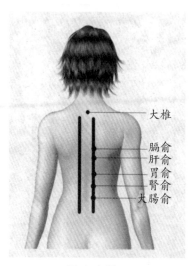

胃病穴位 1

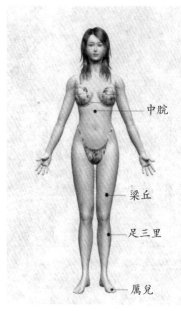

胃病穴位 2

線，無其他線，提示此人容易患頭痛、胃疾、腰痛這三種病。左手掌患手癬，紋路不易看清，一般不宜墨印。這一點筆者在《望手診病圖解》一書上篇第 16 條「手掌紋墨印傳真方法」中予以說明。在這裏選一墨印圖當做範例。

治療： 按摩治療胃病經驗（高級按摩師張國軍）

患者俯臥露出背部，術者站在患者頭前，雙手拇指從大椎按壓脊柱逐步慢慢移動向下至尾部 3 遍。再用雙手拇指指腹，其餘四指微屈全掌貼於皮膚，在脊柱兩側膀胱經由上向下，由輕到重，推按 6 遍。推按完後，用雙手拇指點壓膈俞、肝俞、胃俞、腎俞、大腸俞，每穴點壓 1—2 分鐘。

患者再仰臥，術者站一側點揉中脘穴、梁丘穴、足三里穴，掐厲兌穴，每穴 1～2 分鐘。

此手法對胃痙攣疼痛難忍者，即刻疼痛消除。

然後，用艾條灸足三里 40 分鐘。男灸左腿足三里穴，女灸右腿足三里穴。灸後半小時內不能喝水。堅持治療 10 天，可痊癒。

在治療期間，調理好飲食，按時吃飯，不能吃得過飽，不能飲酒，忌生冷、辛辣食物。

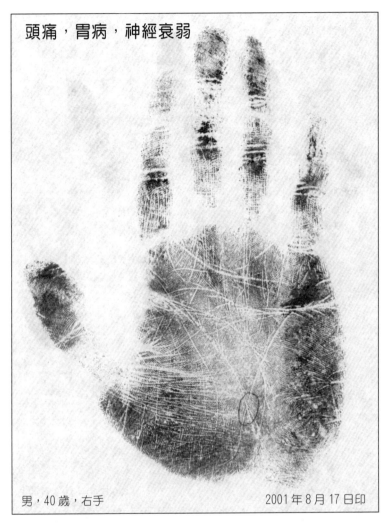

頭痛，胃病，神經衰弱

男，40歲，右手　　　　　　　　2001年8月17日印

　　綜合分析：右手腦線過度下垂附著本能線，提示易患頭痛、胃病、神經衰弱。

　　治療：建議此患者克服過度思慮習慣，口服中成藥：胃蘇沖劑，健脾丸。

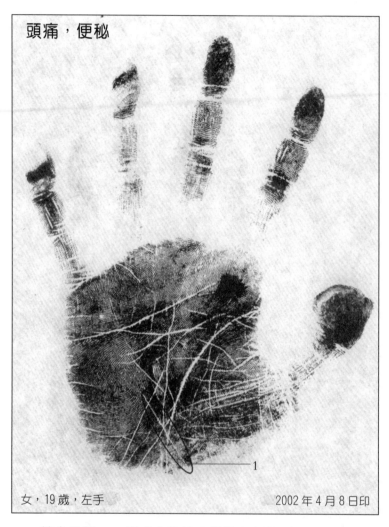

頭痛，便秘

女，19歲，左手　　　　　　　　　2002 年 4 月 8 日印

1

　　綜合分析：1. 雙手本能線末端均有斜的干擾線，提示腰痛信號，美術工作者多見。兒童、青少年有此線，均提示此人喜愛美術。2. 左手本能線末端有明顯的便秘線。右手腦線上有兩個明顯的「米」字紋，提示頭痛信號。

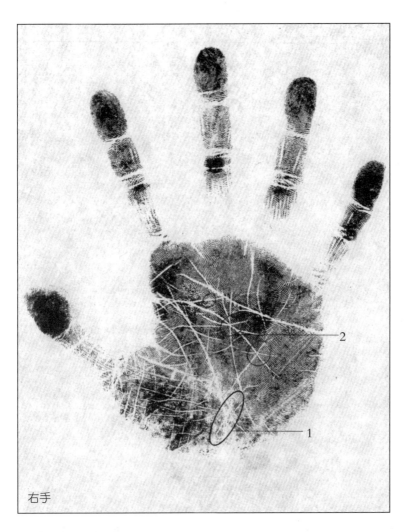

右手

治療頭痛有效秘方（《新中醫》）：川芎 20 克，荊芥、防風、全蠍、天麻各 10 克，蓽撥 12 克，蜈蚣 2 條，細辛 5 克。每日 1 劑，水煎分 2 次內服。適用於頭痛，痛勢劇烈，或如刀割，局部抽搐，連及齒目，寒溫不適，痛不可近，觸之痛甚，晝夜不寧。

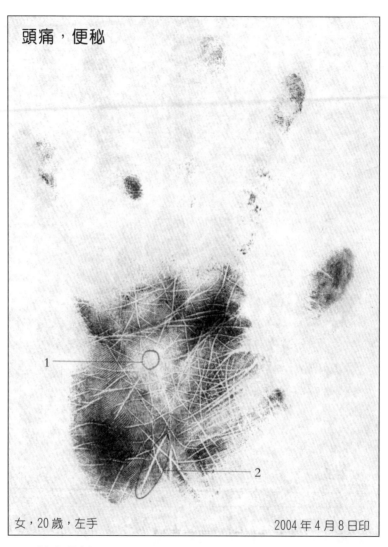

頭痛，便秘

1

2

女，20歲，左手

2004 年 4 月 8 日印

　　綜合分析：1. 雙手智慧線被眾干擾線干擾，左手智慧線又有大「8」字紋，提示眩暈、乏力、頭痛信號。2. 雙手有明顯的便秘線。

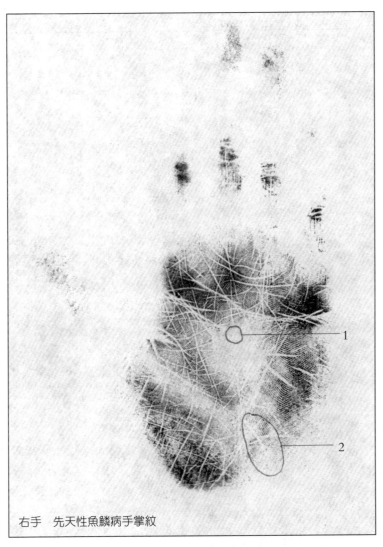

右手　先天性魚鱗病手掌紋

　　治療：1.常年大便秘結者，將韭菜籽適量炒乾研為粉末，用溫開水沖服，每次小半勺。2.每日食蘋果 1～2 個。3. 多食菠菜。4. 黑芝麻 100 克，核桃肉 200 克，共搗爛，加蜂蜜煮熟服，每天早晨服 1–2 勺，水沖服。

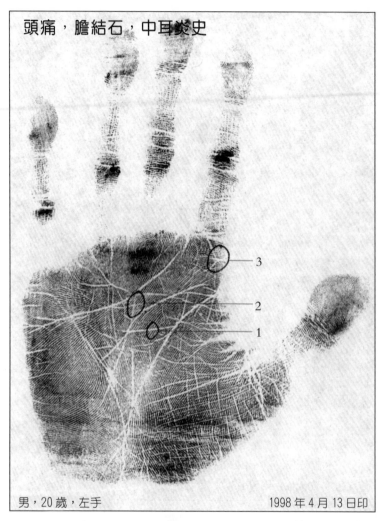

頭痛，膽結石，中耳炎史

男，20歲，左手　　　　　　　　1998 年 4 月 13 日印

　　綜合分析：1. 雙手本能線與腦線之間均有貫橋線，提示頭痛信號。2. 雙手掌方庭均有「十」字紋，提示易發生心律不整。3. 雙手掌異位均有明顯的「十」字紋，提示遺傳性膽結石信號。4. 右手小指下感情線上有島紋，提示中耳炎史。

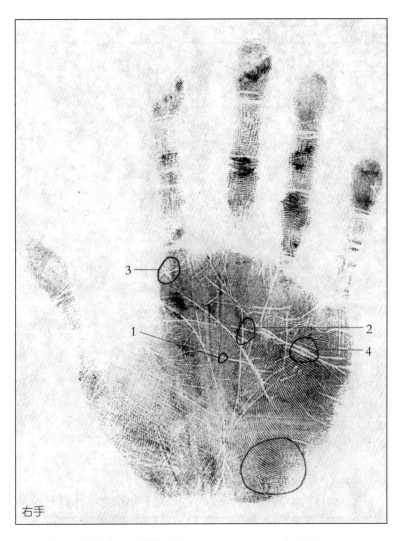

右手

治療（夏度衡教授方）：金錢草 30 克，柴胡、百合、丹參、鬱金各 15 克，烏藥 13 克，金鈴子、黃芩各 10 克。水煎服，日 1 劑。

適應證：慢性膽囊炎。

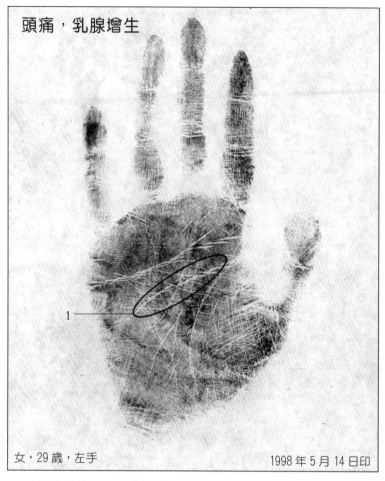

頭痛，乳腺增生

1

女，29歲，左手　　　　　　　　　　1998年5月14日印

　　綜合分析： 1. 雙手腦線均有眾條干擾線，提示頭痛信號。2. 右手掌無名指下方庭有葉狀島紋，提示乳腺增生。3. 右手掌本能線短而末端分叉，提示腦血管病家族史。

　　頭痛是一個自覺症狀，臨床較為常見。醫界有：「千方易得，一效難求」、「施方容易加減難」的說法，可見，頭痛的治療比較棘手。

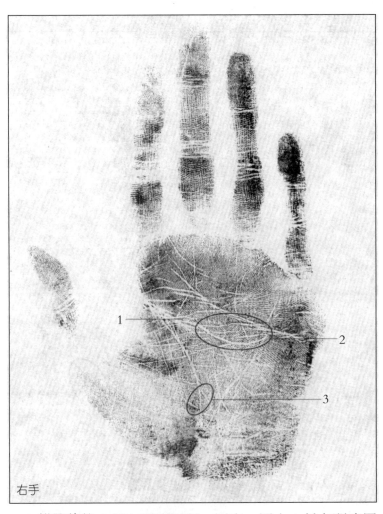

右手

　　辨證施治：偏左頭痛屬肝、屬血、屬火；偏右頭痛屬
脾、屬痰、屬風；頭額痛屬血虛；頭雙側太陽穴處痛屬膽
火；腦頂痛吐涎沫屬厥陰；腦後痛耳鳴者屬腎虛；頭痛牽扯
後項者屬陽亢；全頭痛者屬風屬火；常痛不休屬外感引起；
時痛時止為內傷引起頭痛；清晨上午頭痛加重者為氣虛頭
痛；下午晚上頭痛加重者為血虛頭痛。

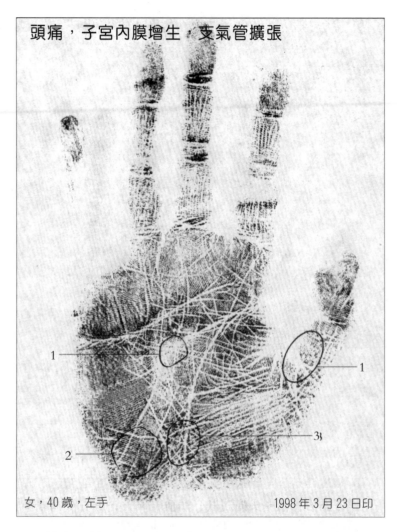

頭痛，子宮內膜增生，支氣管擴張

1

1

3

2

女，40歲，左手　　　　　　　　　1998年3月23日印

綜合分析：1. 雙手大拇指第二指節面有雜亂紋，左手腦線上有「米」字紋，提示頭痛信號。2. 雙手月丘均有方形紋，提示小腹部手術史。3. 雙手本能線末端均有方形雜亂紋，提示子宮內膜增生信號。4. 右手感情線上有數條干擾線，提示支氣管擴張。

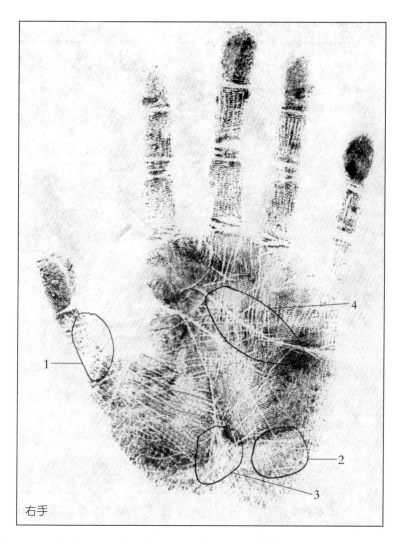

右手

　治療（《北京中醫》）：桑白皮 15 克，地骨皮 10 克，花蕊石 15 克，血餘炭 10 克，甘草 5 克，粳米 5 克，三七粉 3 克（吞服）。水煎服，病重者每日 2 劑。

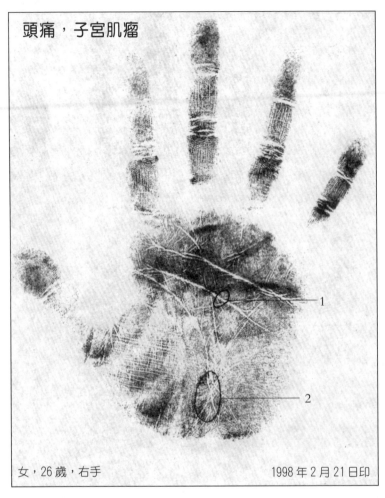

頭痛，子宮肌瘤

女，26 歲，右手　　　　　　　　　1998 年 2 月 21 日印

　　綜合分析： 1. 右手掌腦線平直而長，提示此人古板，易患頭痛。2. 本能線末端有島紋，提示子宮肌瘤信號。

　　治療： 蜈蚣 6 條，白芷、元胡、川芎各 60 克，白酒 500 克。將藥物泡在酒中，7 天後服用。口服，每日 2～3 次，每次 15～20毫升即可。主治各種頭痛。

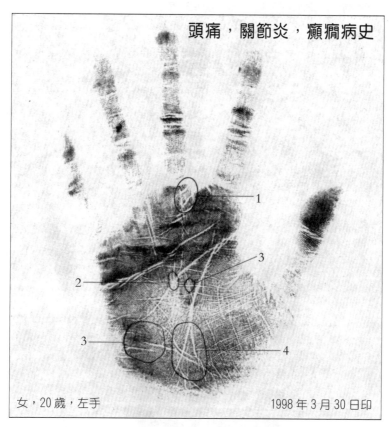

頭痛，關節炎，癲癇病史

1

3

2

3

4

女，20歲，左手　　　　　　　　1998 年 3 月 30 日印

綜合分析：1. 左手掌食、中二指縫掌面處有方形紋，提示鼻炎信號。2. 腦線上有「米」字紋，提示易患頭痛。3. 有放縱線；腦線同本能線夾角有「十」字紋，此人雙耳垂又有大凹坑占到耳垂的三分之二，提示此人有癲癇病史。4. 本能線末端處分大叉紋，提示關節炎病史。

治療：1. 癲癇大發作時，單味石菖蒲煎服，再配西藥安定，安定的服用請遵醫囑。2. 發作頻者，每服 0.5 克硼砂，每日 3 次，發作次數少者，每服 0.3 克硼砂，每日 3 次。同時口服西藥苯妥英鈉、維生素 B_1、鈣劑等。

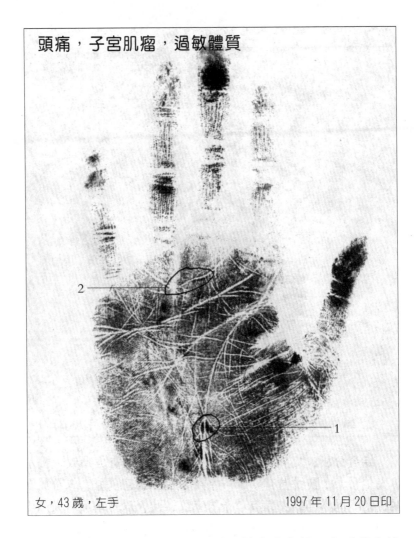

頭痛，子宮肌瘤，過敏體質

女，43歲，左手　　　　　　　　　　1997 年 11 月 20 日印

　　綜合分析： 1. 左手掌本能線下端有小島紋，右手掌本能線下端有三角紋符號，提示子宮肌瘤信號。2. 左手掌有明顯的金星環，提示過敏體質信號。3.右手掌腦線上有大「米」字紋，提示曾患有劇烈性頭痛。

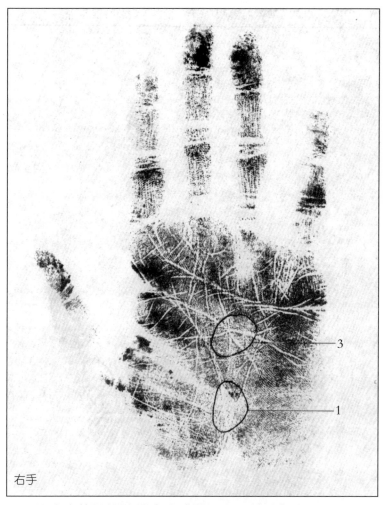

右手

　　治療血管神經性頭痛（《浙江中醫雜誌》）：白芍、鉤
藤、川芎各 30 克，生石決明 60 克（先煎），細辛 15～18
克。每天煎服 1 劑，分 2 次內服。頭痛控制後再繼續服 3～5
劑以固效果。

　　治療子宮肌瘤方（《天津中醫》）：丹參、赤芍、夏枯
草各 15 克，生蒲黃、五靈脂、益母草、酒香附各 10 克，乳
香、沒藥各 5 克。水煎服。每日 1 劑，分 2 次內服。

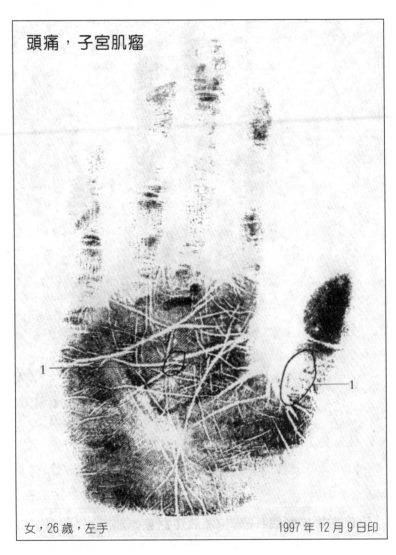

頭痛，子宮肌瘤

1 ——

—— 1

女，26歲，左手　　　　　　　　　1997年12月9日印

　　綜合分析：1.雙手大拇指第二指節掌面紋雜亂，雙手腦線有斷裂之跡，提示頭痛信號。2.右手本能線末端處有小島紋，提示子宮肌瘤信號。

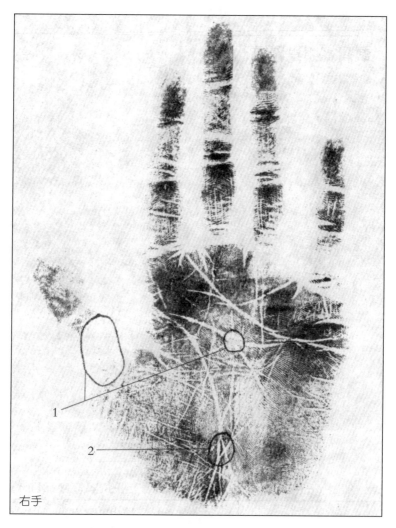

右手

治療：細辛 9 克，沙參 12 克，天冬 10 克，川芎 30 克。　水煎服，2～3 劑可癒。主治：頑固性頭痛。

《醫學傳心錄》治頭痛用藥訣：頭痛必須用川芎，不癒各加引經藥：太陽羌活少柴胡，陽明白芷還鬚著，太陰蒼朮少細辛，厥陰吳茱用無錯。巔頂之痛人不同，藁本需用去川芎。

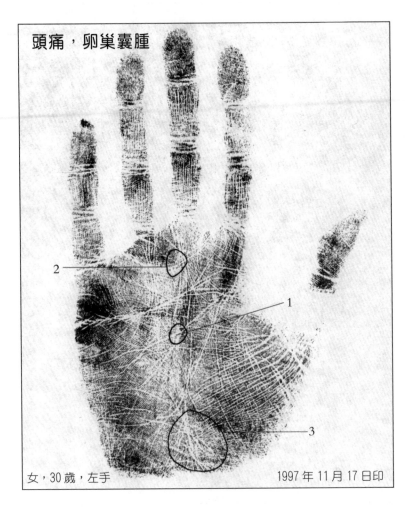

頭痛，卵巢囊腫

2

1

3

女，30 歲，左手

1997 年 11 月 17 日印

　　綜合分析：1. 左手腦線分大叉紋，右手腦線呈鏈狀線，提示頭痛史。2. 左手有標準的金星環，提示過敏體質信號。3. 雙手本能線末端均呈有柳葉狀島紋，使島紋呈花朵狀，提示卵巢囊腫信號，應及時去醫院治療。此人左手有雪梨線形成之勢，故建議 40 歲以後每半年去醫院進行婦科防癌普查一次。

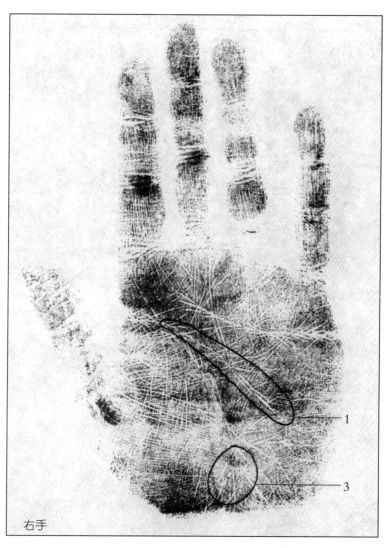

右手

　　治療：少腹逐瘀湯（《醫林改錯》）：當歸、赤芍、沒藥各 12 克，川芎、蒲黃、元胡各 9 克，官桂、五靈脂各 6 克，乾薑、小茴香各 3 克。水煎服。每日 1 劑分 2 次內服。60 天為 1 療程。主治：癥瘕、卵巢囊腫、子宮肌瘤。

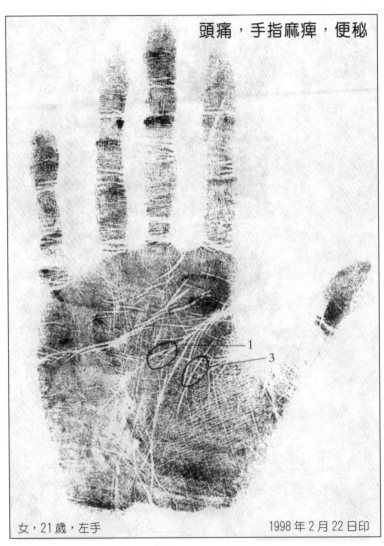

頭痛，手指麻痺，便秘

女，21歲，左手　　　　　　　　　　1998 年 2 月 22 日印

　　綜合分析： 1. 左手腦線有斷裂之跡，提示腦震盪、頭部受傷史。2. 右手方庭有貫橋線，提示心臟病信號。3. 雙手本能線近大拇指側有平行支線，提示手指麻痺症。4. 右手有明顯的便秘線。

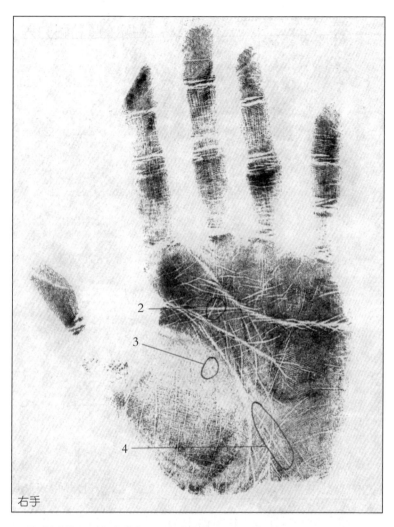

右手

便秘為百病之源，故此患者當以治便秘為先。

　　治療： 1. 鎖陽 30 克，水煎服。2. 制首烏 15 克，水煎服。3. 牛蒡子 15 克，水煎服。4. 番瀉葉適量，泡服代茶飲，每日多次。

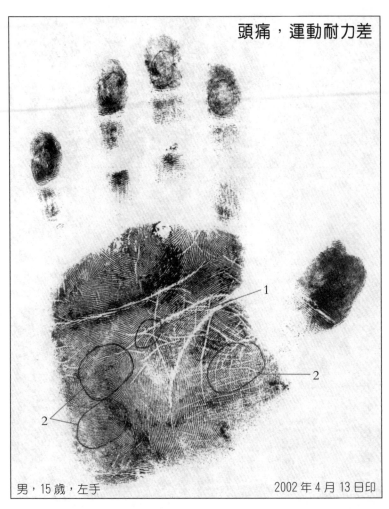

頭痛，運動耐力差

男，15歲，左手

2002 年 4 月 13 日印

綜合分析：1. 左手腦線上有干擾線，右手腦線上有「米」字紋，提示頭部受傷史、頭痛信號。2. 雙手月丘部位有指腹樣自然紋；左手第一火星丘有指樣馬蹄紋，提示運動耐力、抗病能力、免疫力差。

治療：芎菊茶調散加減（《中醫內科新論》）：川芎、荊芥、防風、白芷、羌活、菊花、僵蠶、苦丁茶各 9 克，細

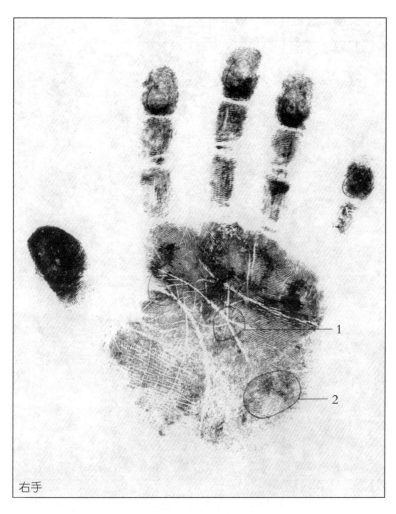

右手

辛 5 克。水煎服。日 1 劑分 2 次服。

　　加減：頭目脹痛者加夏枯草 15 克。偏頭痛者加柴胡、黃芩各 9 克。項強加葛根 15 克。

　　頭痛中醫治療法筆者在《望手診病圖解》一書中有詳細介紹。望讀者參閱。

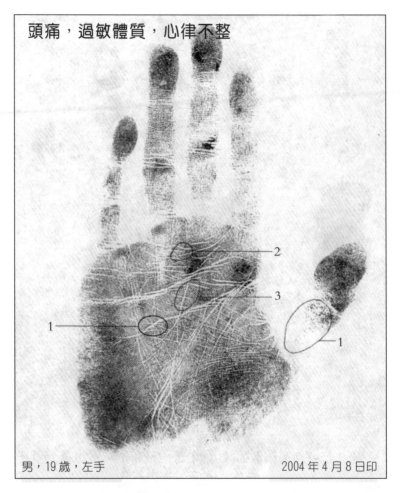

頭痛，過敏體質，心律不整

男，19 歲，左手   2004 年 4 月 8 日印

　　綜合分析： 1. 雙手腦線被干擾線干擾；雙手大拇指第二節掌指面紋雜亂，提示頭痛信號。2. 雙手均有明顯的過敏線（金星環），提示此人為過敏體質。3. 雙手掌方庭均有「丰」字紋，提示心臟疾病。

　　治療： 過敏煎（祝諶予教授方）：銀柴胡、烏梅、防風、五味子、甘草。

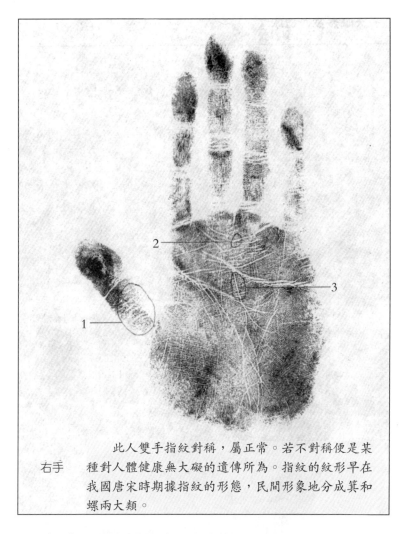

此人雙手指紋對稱，屬正常。若不對稱便是某種對人體健康無大礙的遺傳所為。指紋的紋形早在我國唐宋時期據指紋的形態，民間形象地分成箕和螺兩大類。

右手

加減：風寒型蕁麻疹（遇冷加重）者，加桂枝、麻黃。風熱型蕁麻疹（遇熱加重）者，加菊花、蟬蛻。血熱型蕁麻疹（皮損發紅）者，加丹皮、紫草、白茅根。

筆者注：頑固性蕁麻疹在施方中佐蜈蚣、全蠍二味，治療多例遷延幾年的蕁麻疹，一般用藥 20 多劑可治癒。

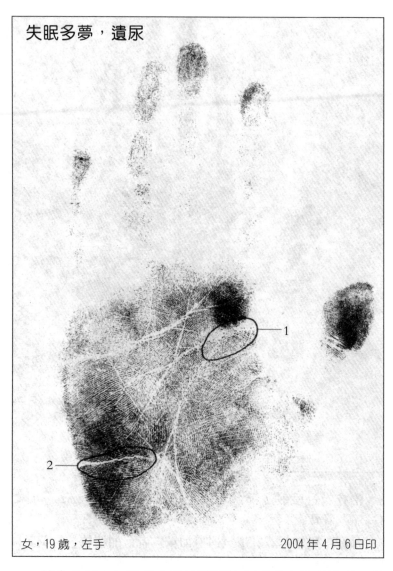

失眠多夢，遺尿

女，19歲，左手　　　　　　　　　2004 年 4 月 6 日印

　　綜合分析：1. 雙手本能線同腦線交匯處有菱形紋理，提示童年遺尿史。2. 雙手均有明顯的放縱線，提示多夢失眠信號。

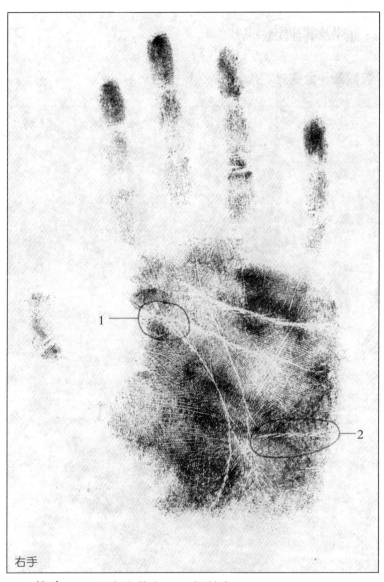

右手

治療：1. 六味地黃丸。2. 歸脾丸。

二、眩暈及其他疾病

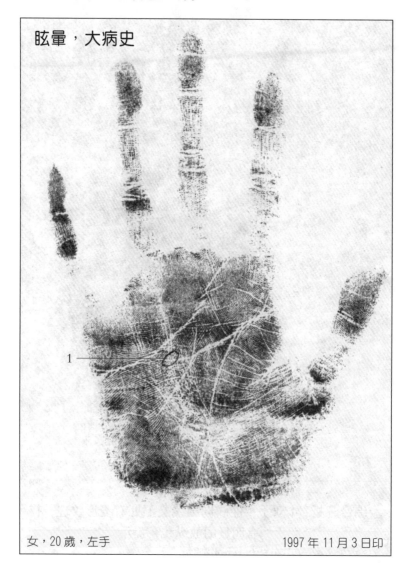

眩暈，大病史

1 —

女，20歲，左手　　　　　　　　　1997年11月3日印

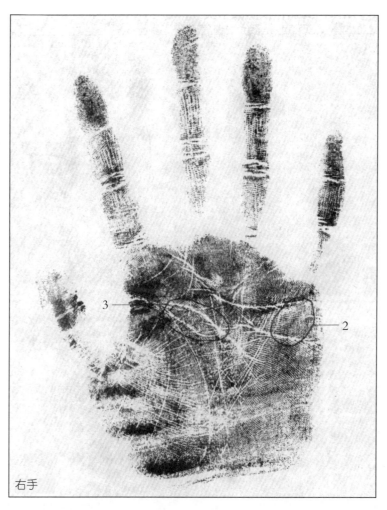

右手

　　綜合分析：1.左手腦線有一條上行支線走向小指根方向，提示頸椎病信號。2.右手感情線起端分大叉紋，提示幼年患過大病。3.右手腦線呈大島紋，提示眩暈症信號。

　　治療：半夏白朮天麻湯（《醫學心悟》）：制半夏、陳皮、天麻各10克，茯苓15克，白朮12克，生薑、生甘草各3克，大棗2枚。水煎服，日1劑。主治眩暈、頭痛。

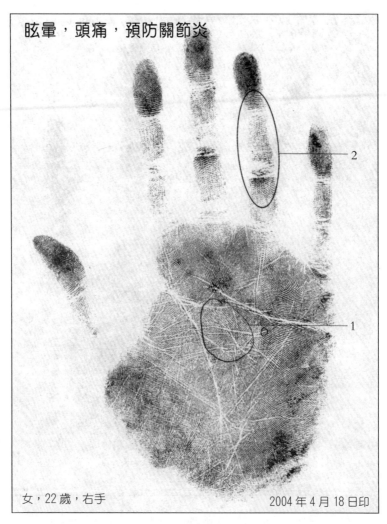

眩暈，頭痛，預防關節炎

2

1

女，22歲，右手　　　　　　　　　2004 年 4 月 18 日印

　　綜合分析：1. 腦線短而紊亂，提示易眩暈、頭痛。2. 無名指有彎曲傾向，提示有關節炎史。

　　建議此人多參加室外體育鍛鍊以增強體質。冬季要注意保暖，以免患關節炎而痛苦。

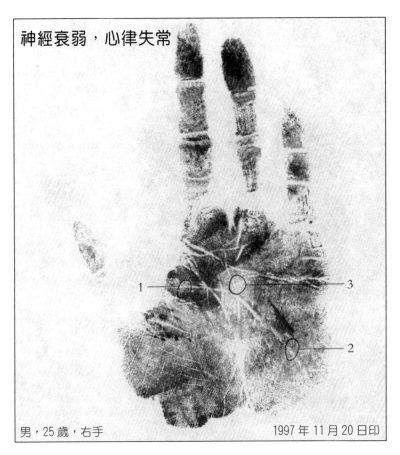

神經衰弱，心律失常

1 —— 3

2

男，25歲，右手　　　　　　　　1997 年 11 月 20 日印

　　綜合分析：1. 腦線從本能線起點下生出，提示神經衰弱。2. 有明顯的雪梨線，提示此人幼年發燒史。青少年有雪梨線，提示易患過敏性皮膚病。3. 右手方庭有「十」字紋，提示心律失常。

　　治療：酸棗仁湯《金匱要略》：酸棗仁 18 克，知母、茯苓各 6 克，川芎 4.5 克，炙甘草 9 克，水煎服。每日 1 劑，早晚分服。主治失眠、神經衰弱。

　　加減：夜間失眠者加夜交藤、龍齒。神經衰弱而見煩躁失眠者，加白芍、生地、女貞子、旱蓮草。

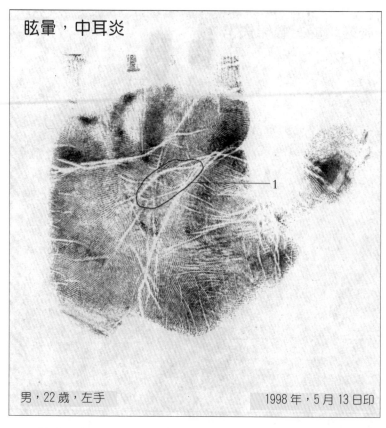

眩暈，中耳炎

男，22歲，左手   1998年，5月13日印

　　綜合分析：1. 雙手掌腦線上均有明顯的島紋，提示眩暈信號。2. 右手腦線起端有長狹島紋，提示幼年曾患過中耳炎。

　　治療：（丹東李根樂醫師）：針風池、百會、神庭、聽宮、內關、合谷、豐隆，用平補平瀉法，以溫陽化濕，升清降濁。

　　加減：心慌不能入睡，配印堂、神門以安神定志。神志昏迷，配人中以開竅醒神。耳聾、耳鳴，配耳門、聽會以清瀉肝膽，利竅聰耳。頭脹痛、眼球震顫，配太陽、攢竹以祛風止痛。噁心嘔吐、厭食，配中脘、三陰交以平肝和胃。

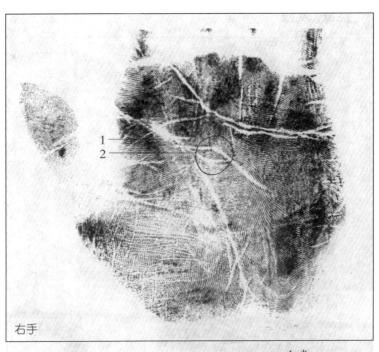

右手

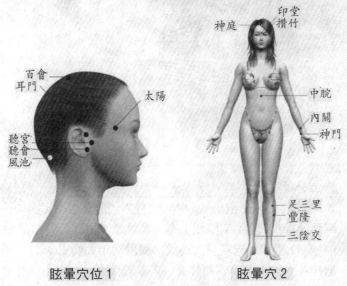

眩暈穴位1

眩暈穴2

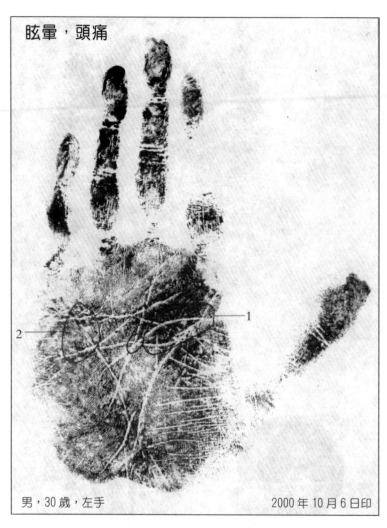

眩暈，頭痛

2 —

1

男，30 歲，左手　　　　　　　　　2000 年 10 月 6 日印

　　綜合分析：1. 左手掌腦線上有大島紋、十字紋，提示眩暈、頭痛信號。2. 感情線起端呈大島紋，提示幼年大病史。
　　治療：口服中成藥，歸脾丸、人參養榮丸。

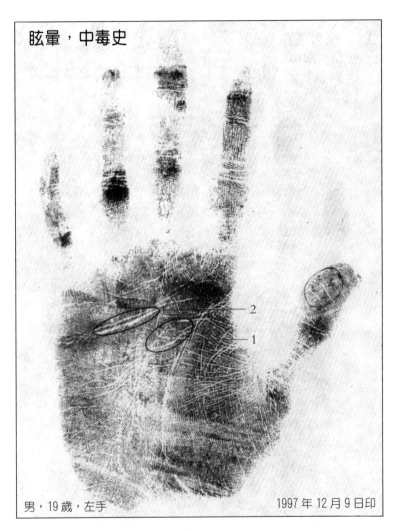

眩暈，中毒史

男，19歲，左手　　　　　　　　1997 年 12 月 9 日印

　　綜合分析：1. 左手腦線斷裂，又有大島紋，提示眩暈、頭痛信號。2. 無名指下感情線上有狹長島紋，提示曾患過食物中毒。

　　治療：1. 食療法：豬腦一副，洗淨取腦、炖熟吃。連用 7 天效果理想。2. 中成藥：人參養榮丸。

二、腦中風

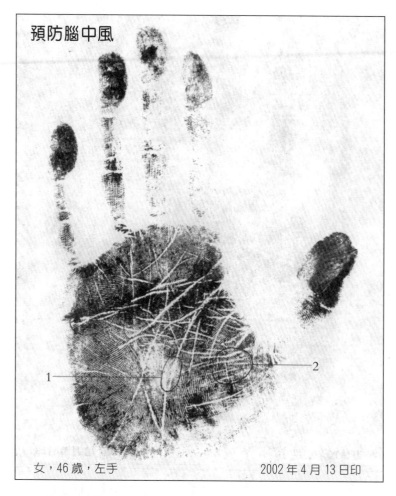

預防腦中風

女，46歲，左手　　　　　　　　2002 年 4 月 13 日印

綜合分析：1. 雙手本能線在中途均斷裂，提示年齡區要預防腦出血疾病。2. 雙手掌月丘及酸區有指樣馬蹄紋，提示此人運動耐力差，抗病能力和免疫力都較弱。

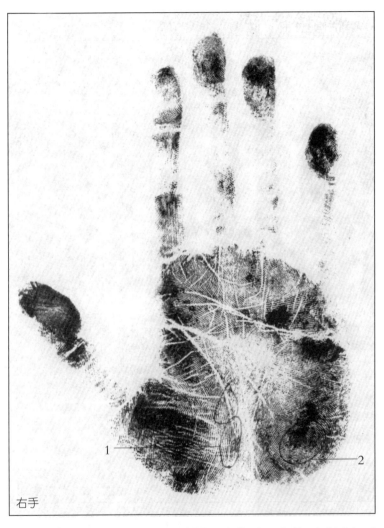

右手

　治療：建瓴湯處方：生牡蠣、生龍骨、生赭石（以上三種藥先煎 30 分鐘）、生地、懷牛膝、生山藥、白芍、柏子仁。水煎服。功效：育陰潛陽，平肝熄風。主治：肝陽上亢引起的頭痛眩暈，耳鳴目脹，心悸健忘，多夢失眠，脈弦硬而長者。

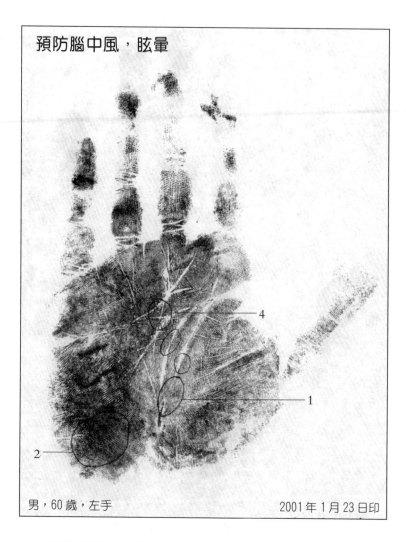

預防腦中風，眩暈

4

1

2

男，60歲，左手　　　　　2001年1月23日印

　　綜合分析：1.雙手本能線走在三分之二處突然中斷，提示高血壓信號，經詢問，目前此人患高血壓，雙手掌紋發紫紅色，十手指靈活度也差。建議應重視預防突發性腦中風發生。2.雙手掌月丘均有指腹樣馬蹄紋，提示此人運動能力、抗病能力、免疫力均差。3.右手腦線中央有大島紋，提示眩

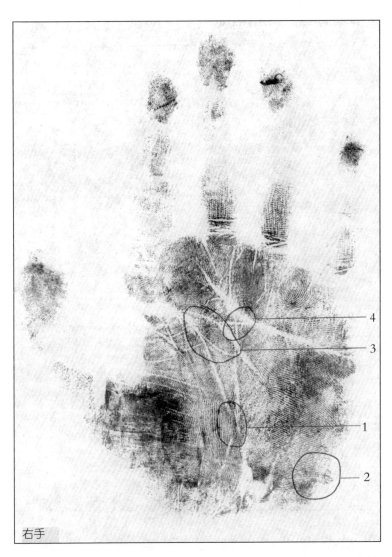

右手

暈信號。4.雙手方庭均有「十」字紋，提示心律不整。掌紋
醫師見到有腦中風傾向之人手紋時，應建議患者戒酒，避免
過激易怒，過分勞累，保持血壓穩定。

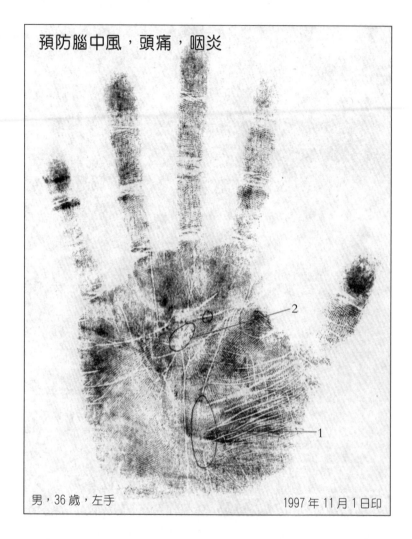

預防腦中風，頭痛，咽炎

2

1

男，36歲，左手　　　　　　　　　　1997年11月1日印

　　綜合分析：1. 左手本能線下段中斷，提示此人年齡區應預防腦中風病的發生。此人身高 180 公分，黑龍江省人，有頓頓喝酒之習慣，體胖。建議此人應戒酒戒菸，因此人血壓常高，故建議儘量不要長期熬夜。2. 左手腦線呈斷續狀，並有「米」字紋，提示頭痛信號。3. 右手掌中指下掌面紋雜

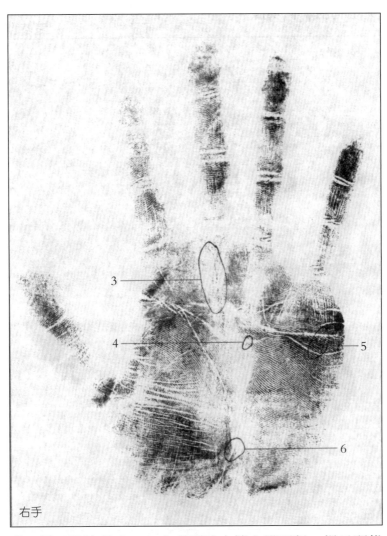

右手

亂，提示慢性咽炎。4. 右手腦線末端上彎而行，提示頸椎病。5. 右手小指下感情線起端分大叉紋，提示幼年曾患過大病。6. 右手本能線末端分叉紋，提示關節炎信號。

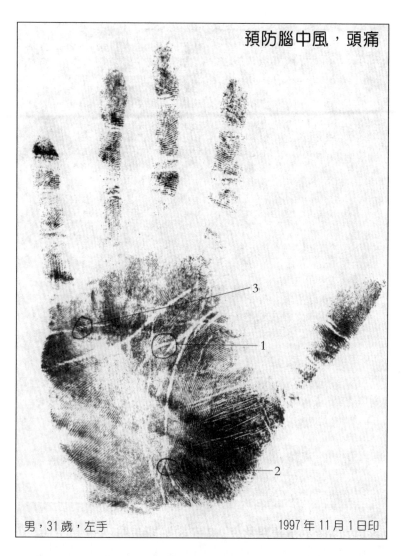

預防腦中風，頭痛

男，31歲，左手   1997 年 11 月 1 日印

綜合分析：1. 左手腦線有斷裂之跡，提示腦部受傷史，頭痛信號。2. 雙手本能線末端均有斷裂縫隙，提示年齡區要高度警惕，預防腦中風（其人父親 20 年內先後兩次腦出血

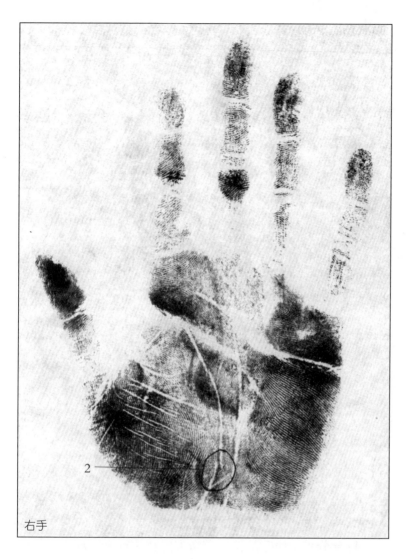

2

右手

而去世，並有酗酒之惡習）。3. 左手有肝分線，提示肝損傷。此患者為黑龍江人，有頓頓飲酒之習慣，且酒量大。建議戒酒是預防腦中風之有效措施。

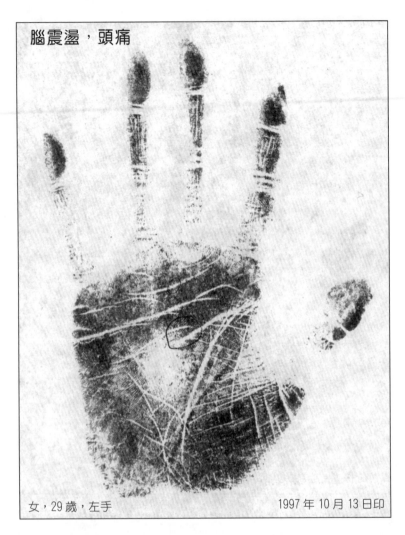

腦震盪，頭痛

女，29歲，左手   1997 年 10 月 13 日印

　　綜合分析：雙手腦線均有斷裂之跡，提示腦部受傷、腦震盪史或頭痛信號。

　　治療：1. 生薑切片 150 克，老蔥頭 50 克，鯉魚頭 2 個，酒 100 克。同糯米加水煮成飯吃，一次吃完。主治偏正頭痛，時疼時止。2. 魚 1 條，蓮子 100 克，雞蛋 3 枚。用水

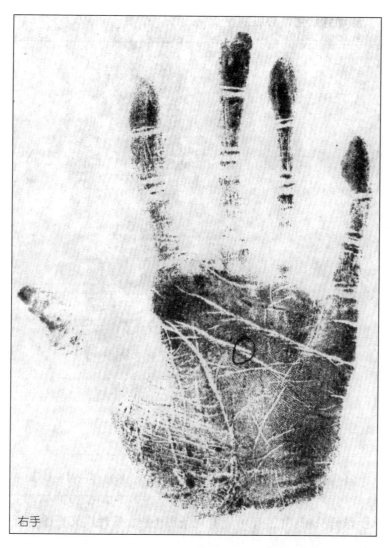

右手

煮熟，以鹽調味吃。主治神經衰弱頭痛。3.人胎盤 1 個，川
芎 50 克。將胎盤用水洗淨煮熟，再同川芎在新瓦上焙乾研
末，每次內服 3 克，溫開水沖服，每日 2 次。主治神經性頭
痛。

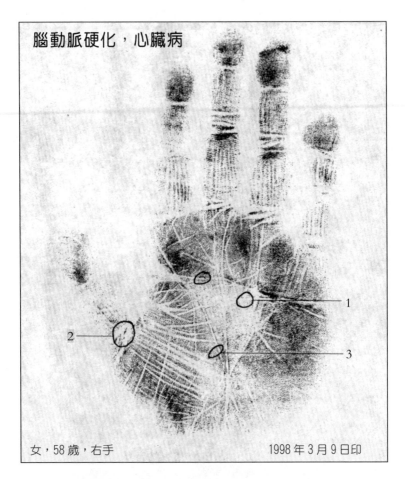

腦動脈硬化，心臟病

女，58歲，右手 　　　　　　　　　　　1998年3月9日印

　　綜合分析：1. 右手方庭有雙條貫橋線，玉柱線又直通中指，提示心臟病、高血脂症信號。2. 大拇指根位紋理變直，提示腦動脈硬化信號。3. 本能線短，提示年齡區有患腦出血之先兆。應積極防治。

　　治療：生山楂24克，黃精、昆布、石菖蒲、元胡、柏子仁各12克。水煎服。每日1劑分2次內服。主治冠心病心絞痛、高血脂症者。

------------ 掌紋診病實例分析圖譜 ------------

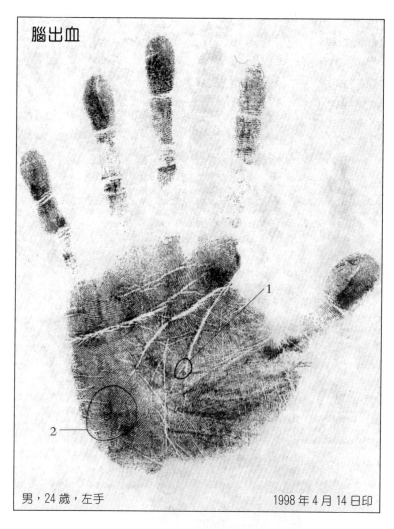

腦出血

1

2

男，24歲，左手　　　　　　　　　　　1998 年 4 月 14 日印

綜合分析：1. 左手掌本能線短而末端分叉紋，提示應預防腦出血發生。2. 月丘有指腹樣馬蹄紋，提示此人運動耐力、抗病能力均差。建議此人終生不要有飲酒習慣，忌長期熬夜，過度疲勞。

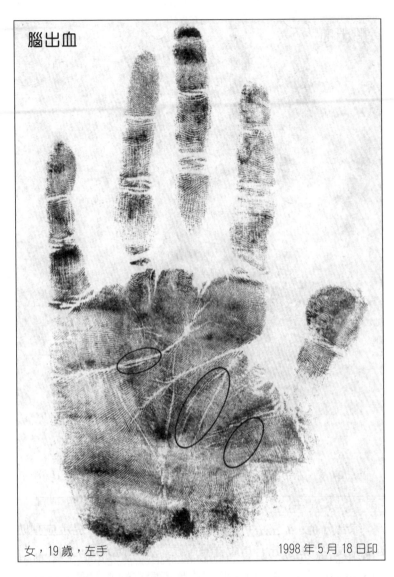

腦出血

女，19歲，左手 　　　　　　　　　　　　1998 年 5 月 18 日印

　　綜合分析：雙手掌本能線短而末端分叉紋，提示此人
40 歲以後應預防腦出血。

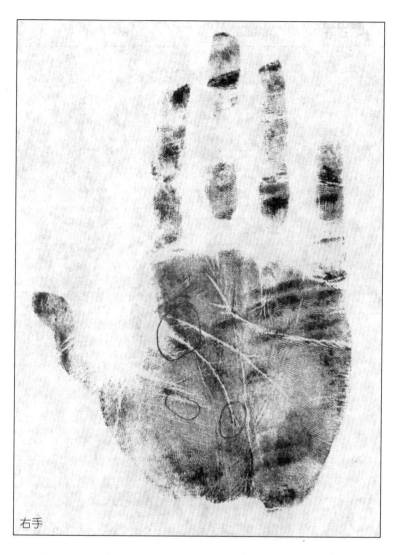

右手

　　建議此人要長期保持心情愉快，防止過激動怒，特別進入 40 歲以後更要注意。避免過度熬夜勞累，尤其是腦力勞動者。應終生戒酒，保持血壓穩定。

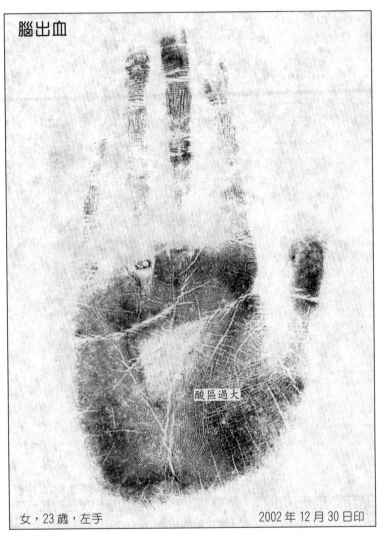

脑出血

酸區過大

女，23歲，左手　　　　　　　　　　2002 年 12 月 30 日印

　　綜合分析：酸區（本能線所圍區域）過於增大，提示應預防高血壓、糖尿病、腦出血（其爺爺為腦出血去世）。
　　治療：建議此患者小劑量常服中成藥六味地黃丸。

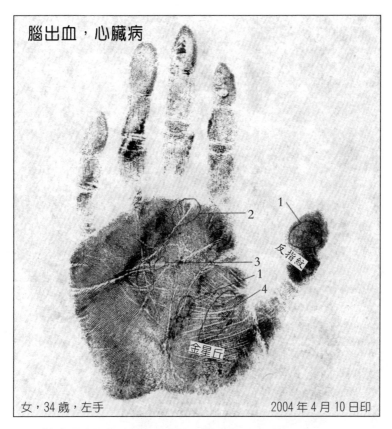

腦出血，心臟病

2
1
3
1
4

反指紋

金星丘

女，34 歲，左手　　　　　　　　2004 年 4 月 10 日印

　　綜合分析：1. 本能線短，末端分小叉紋；大拇指又為反箕指紋（即指紋開口向外），提示此人應預防腦出血，尤其在本能線劃分年齡區要提高警惕，預防疾病。2. 感情線直奔食、中兩指縫，提示長期腸胃消化功能差。3. 方庭有明顯的貫橋線，提示心臟病信號。4. 金星丘有兩幅正反指樣紋，提示抗病能力、免疫力、運動耐力均差。

　　治療：西洋參 10 克，大棗 l0 枚，麥冬 20 克，茯苓 15克，甘草 10 克，水煎約 60～90 分鐘。每日 200～300 毫升，早晚分服。適用於冠心病心陰虛、動脈硬化症。

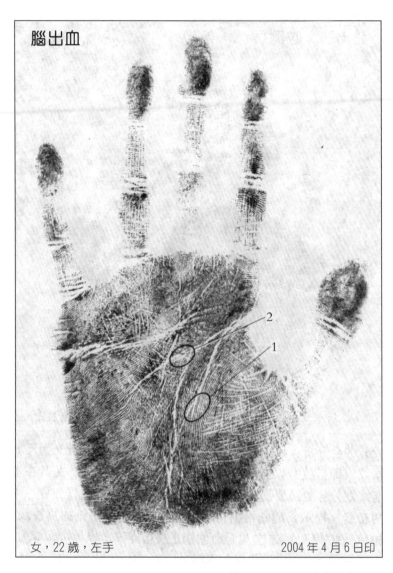

腦出血

女，22歲，左手　　　　　　　　　2004 年 4 月 6 日印

綜合分析：1. 雙手本能線末端分叉紋，提示應預防腦出血發生。2. 腦線中央均有小眼島紋，提示近視眼信號。3. 右手異位有「田」字紋符號，有膽結石遺傳史（其母親、外

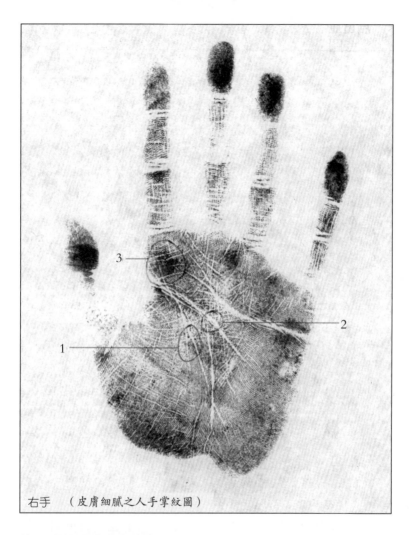

右手 （皮膚細膩之人手掌紋圖）

婆、小姨均患膽結石）。

　建議此患者平時儘量少吃或不吃花生米。因為花生米有凝血作用，會增加膽囊的負擔。

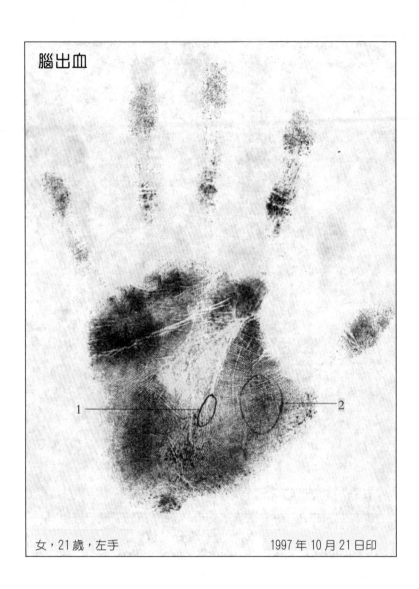

腦出血

1　　　　　　　　　　　　　　2

女，21歲，左手　　　　　　　1997 年 10 月 21 日印

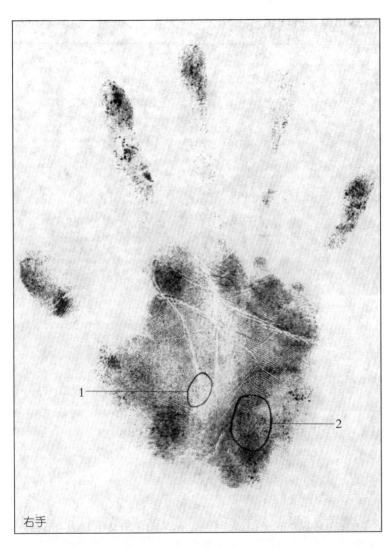

右手

綜合分析：1. 雙手生命線均短，末端又分小叉紋，提示應預防腦出血。2. 左手酸區及右手月丘分別有指腹樣馬蹄紋，提示此人運動耐力及抗病能力差。

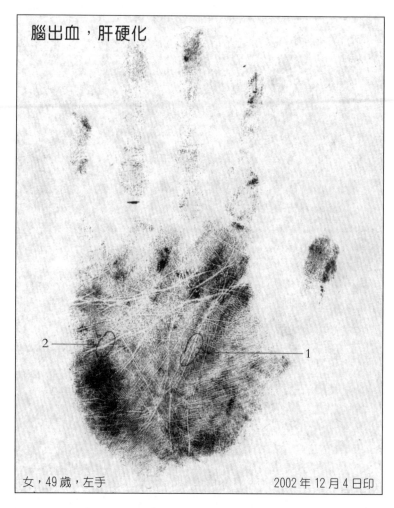

腦出血，肝硬化

2 —

— 1

女，49歲，左手　　　　　　　　　2002 年 12 月 4 日印

綜合分析： 1. 雙手本能線均短，並分別在末端分較大叉紋，提示應預防肝硬化或腦出血（患者告知這兩種病均有）。2. 雙手均有雪梨線。3. 右手無名指下方庭有一條支線從腦線生出，提示頸椎增生。4. 右手異位干擾紋雜亂，提示膽囊疾患、脂肪肝信號。

　　防治： 1. 忌勞累、情緒波動。進入 55 歲以後控制血

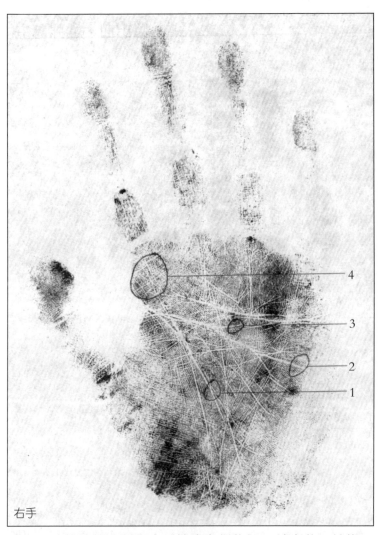

右手

壓。2. 神效散善治肝腹水《揣摩有得集》：炒麥芽、檳榔、甘遂各 10克，共研細末，每服 1.5 克，黃酒沖服。忌鹽醋百天，到第 80 天用豬肝 1 具去淨白皮，以竹刀切片，放沙鍋內焙乾研末，開水沖服。到百天吃魚，魚能補養，主治臌症。

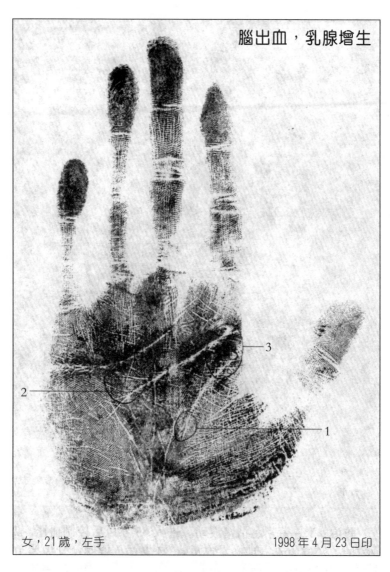

腦出血，乳腺增生

女，21歲，左手　　　　　　　　　1998年4月23日印

　　綜合分析：1.雙手掌本能線短而末端分小叉紋，提示應預防腦出血。2.雙手掌無名指下方庭有葉狀島紋，提示乳腺增生信號。3.雙手掌本能線與腦線起點分開距離大，提示此

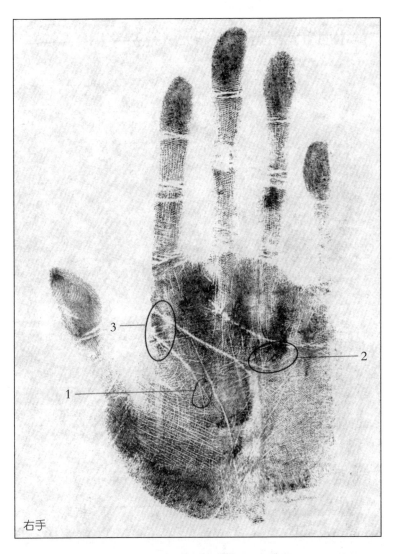

右手

人性格易於急躁，從幼年開始易患婦科炎症。
　　建議此人克服急躁情緒，最好練習太極拳以修身養性。

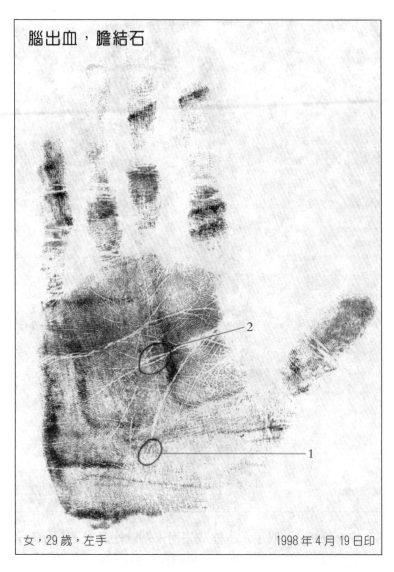

腦出血，膽結石

2

1

女，29 歲，左手　　　　　　　　　1998 年 4 月 19 日印

　　綜合分析：1. 雙手本能線短而末端分小叉紋，提示應預防腦出血。2. 左手腦線中央有小眼島紋，提示近視眼。3. 右手異位有「十」字紋；左手無名指變細弱，提示膽結石症。

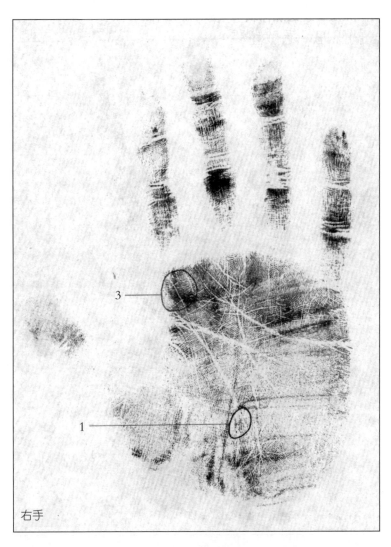

右手

　　凡手診有腦出血或有腦血管病信號者，建議在 40 歲以
後不要過度疲勞、熬夜，忌大激大怒，戒菸酒。

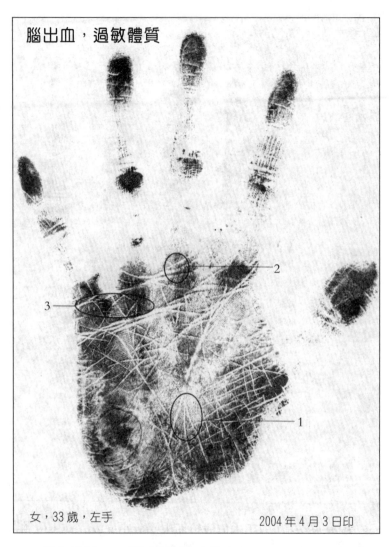

腦出血，過敏體質

3

2

1

女，33 歲，左手

2004 年 4 月 3 日印

　　綜合分析：1. 雙手本能線末端均分叉紋，提示應預防腦出血。2. 雙手均有金星環，提示此人為過敏性體質。3. 左手有肝分線，且線上有島紋，提示肝損傷史。

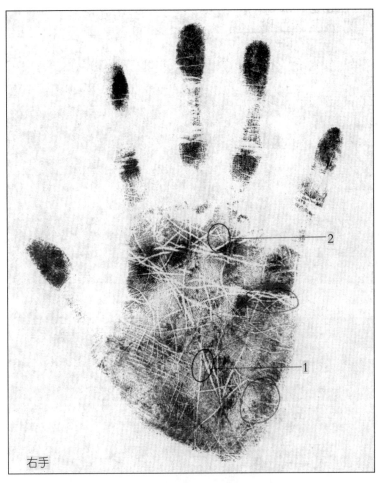

右手

建議有金星環之女性紋唇時要慎重。筆者治皮膚病多年，臨床發現凡紋唇引起過敏性唇炎痛苦者，手掌均有過敏線。此病是美容院最難處理的棘手難題。常規治療採用輸液抗生素，但效果極差。筆者臨床應用外用治療痔瘡的「九華膏」治療 39 例，均 7天左右治癒。九華膏治療紋唇引起過敏性唇炎治療簡便，費用低，療效可靠（原載《中國中醫藥報》2004 年 2 月 12 日，筆者經驗方）。

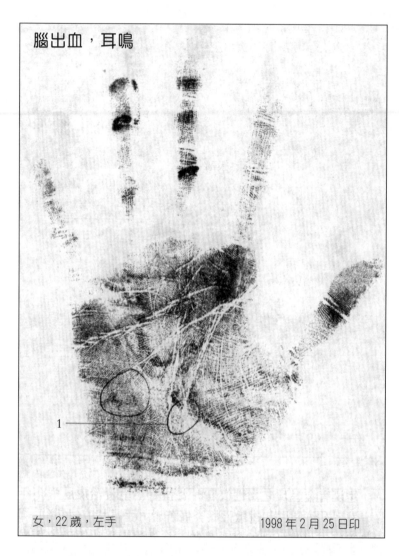

腦出血，耳鳴

1

女，22歲，左手　　　　　　　　　1998 年 2 月 25 日印

　　綜合分析：1. 雙手本能線短而末端分叉紋，提示應預防腦出血。2. 右手掌腦線附著本能線而行，提示頭痛、胃疾。3. 右手小指下感情線上有小島紋，腦線上側有短的平行線，均提示耳鳴。

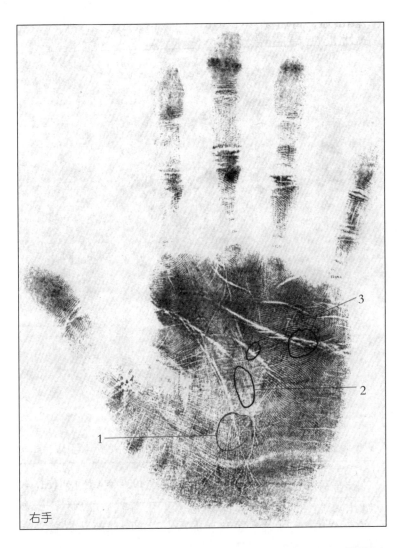

右手

治療：1. 風熱頭痛（彭靜山）：玄參 50 克，煎濃汁 500 毫升溫服。一次內服。2. 風寒頭痛（曹惕寅）：川芎茶調散（市售成藥）10克，桑葉 60 克，煎湯，用毛巾浸藥汁，敷肺俞穴，宣肺疏泄。

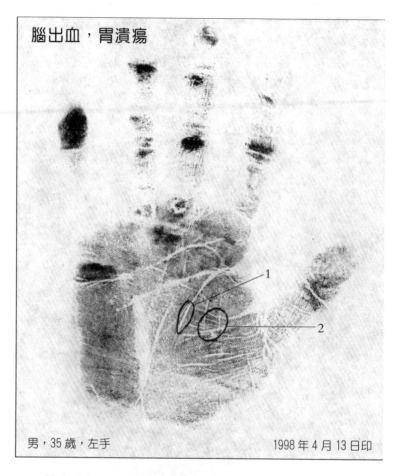

腦出血，胃潰瘍

男，35歲，左手　　　　　　　　　　1998 年 4 月 13 日印

　　綜合分析：1. 雙手掌本能線均短，且末端有分叉紋，提示應預防腦出血（右手墨印圖見《實用掌紋診病技術》）。2. 震位有明顯的「井」字紋，提示十二指腸球部及胃潰瘍疾患信號。

　　治療胃潰瘍：潰瘍合劑（《中醫雜誌》）黃芪20克，烏賊骨 15 克，白芍、白及各 12 克，香附 10 克，當歸、元胡、甘草各 9 克，烏藥 7 克，肉桂 3 克。水煎服，飯前 30分鐘服，每日 3 次，日 1 劑。

四、先天性心臟病

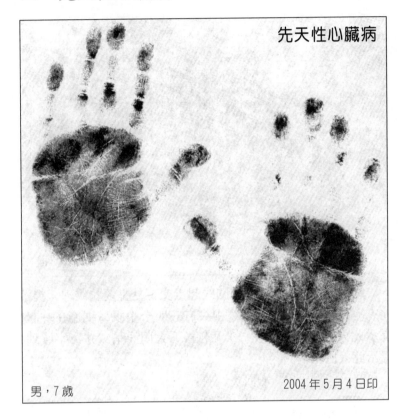

先天性心臟病

男，7歲

2004 年 5 月 4 日印

　　綜合分析：雙手掌方庭狹窄，且均有「十」字紋，提示先天性心臟病信號。家屬告知：2003 年在西安某醫院住院治療，已將缺損的心臟瓣膜縫了 7 針。

　　此類病例筆者在《望手診病圖解》一書中也做過介紹，望讀者參閱。

　　建議：此小孩終生忌菸忌酒。不要參加短跑之類體育比賽等劇烈運動。

五、心肌炎

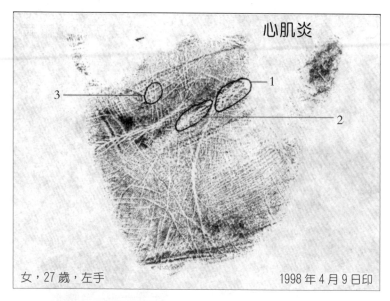

心肌炎

3

1

2

女，27 歲，左手　　　　　　　　1998 年 4 月 9 日印

綜合分析：1. 本能線與腦線起點交匯處呈菱狀紋理，提示此人有遺尿史。2. 左手腦線中央有三四個小眼島紋連在一起，提示此人曾患有心肌炎。3. 無名指下太陽線呈「井」字紋理，提示此人血壓偏低。

趙錫武教授治療心肌炎經驗：

初期：1. 宣散解毒法：葛根 18 克，連翹 15 克，生地、蒲公英各 30 克，金銀花 15 克，紫花地丁 12 克。2. 養陰清熱法：生脈散（人參 6 克，麥冬 9 克，五味子 6 克）合一貫煎（沙參、麥冬各 12 克，生地 30 克，枸杞子 15 克，當歸 9 克，川楝子 6 克）加梔子、丹皮、黃連、蒲公英。

中期、後期：扶正祛邪法：四君子湯（黨參 15 克，茯苓 9 克，白朮 10 克，炙甘草 6 克）加：生地、紫花地丁、紫草、板藍根。

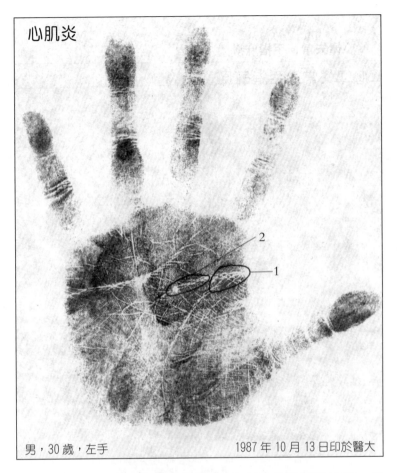

心肌炎

男，30歲，左手　　　　　1987 年 10 月 13 日印於醫大

　　綜合分析：1. 本能線與腦線起點交匯處呈菱狀紋理，提示此人有遺尿史。2. 左手腦線中央有三四個小眼島紋連在一起，提示此人曾患有心肌炎。

　　治療：復脈湯（《傷寒論》）：炙甘草、火麻仁各 12克，人參、阿膠、桂枝、麥冬、生薑各 9 克，大棗 6 枚。水煎服。適應於心臟病、功能性心律不整。

　　加減：邪盛加黃芩、蒲公英、大青葉。陰虛加龜版、黃精。心神不寧加炒棗仁、珍珠母。

六、心血管疾病

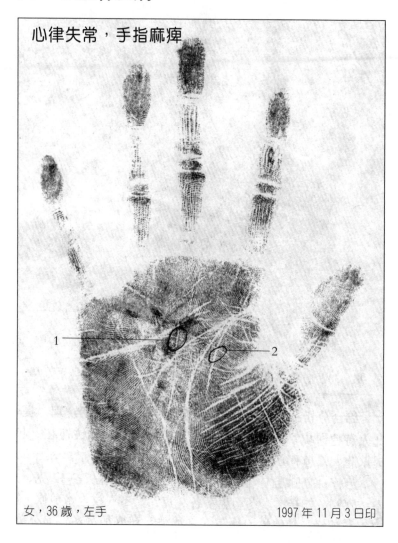

心律失常，手指麻痺

1 ——

—— 2

女，36歲，左手　　　　　　　　1997 年 11 月 3 日印

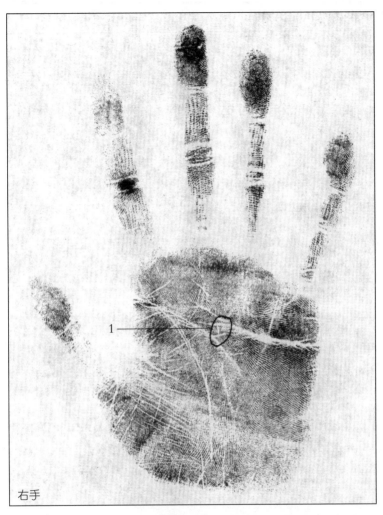

右手

　　綜合分析：1. 雙手掌方庭有明顯的「十」字紋，提示心律失常信號。2. 左手本能線內側生出一條明顯的支線，提示此人做事認真，但易患手指麻痹症。

　　治療：人參養榮丸。適用於心動過速、心律不整屬虛證者。

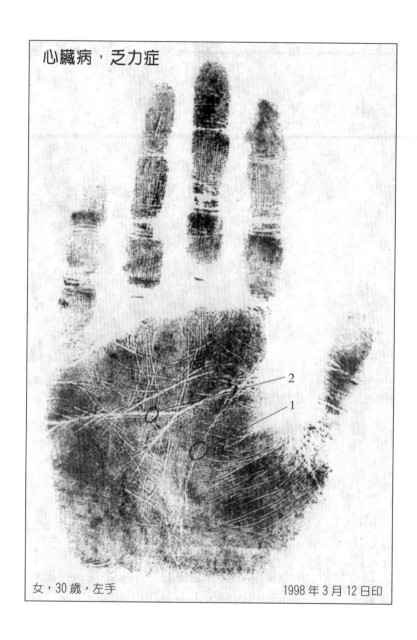

心臟病，乏力症

女，30歲，左手

1998 年 3 月 12 日印

掌紋診病實例分析圖譜

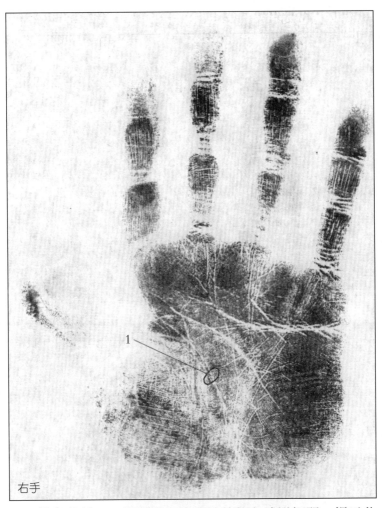

右手

綜合分析：1.雙手掌本能線較其他主線變細弱，提示此人體質差，乏力症。2.左手有明顯的貫橋線，提示心臟病先兆。

治療：仙鶴草90克，仙茅10克，巴戟天30克，仙靈脾30克，炙黃芪15克，白朮15克，大棗10枚。水煎服。主治乏力症，一般3劑就有明顯效果。

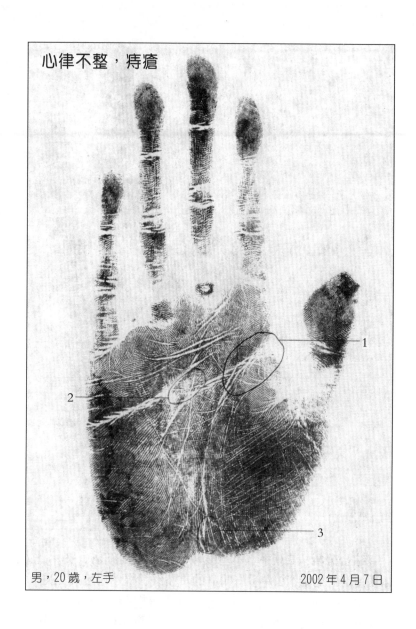

心律不整，痔瘡

男，20歲，左手   2002年4月7日

掌紋診病實例分析圖譜

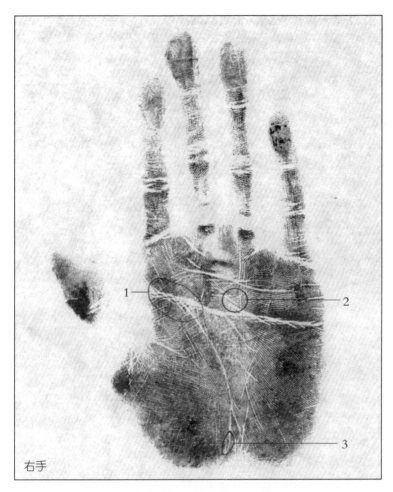

右手

　　綜合分析：1. 本能線與腦線起點交匯處呈菱狀紋理，提示幼年遺尿史。2. 雙手方庭均有貫橋線，提示心臟疾患。3. 本能線底端有小島紋符號，提示痔瘡信號。

　　治療：痔瘡食療方（咸陽海通公司王飛鵬經理獻方）：黑木耳 50 克，白糖 100 克。將木耳泡發後，與白糖加水兩碗煮熟待溫食用。每日 1 次，連用 3 天即可。主治內、外痔瘡，大便痔癧而出血者。

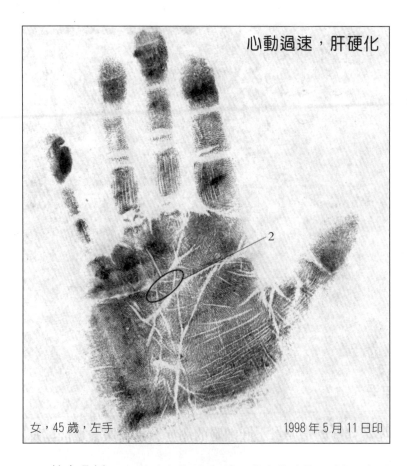

心動過速，肝硬化

女，45歲，左手   1998 年 5 月 11 日印

綜合分析：1.右手本能線走到一半突然中斷，提示應預防肝硬化、肝癌。2.左手方庭有雙「十」字紋符號，多提示心動過速信號。

治療：肝硬化是一種常見的慢性、進行性、彌漫性肝病，不少病人是由於長期酗酒或傳染性肝炎失治，而發展到門脈性肝硬化、壞死性肝硬化、膽汁性肝硬化或酒精中毒性肝硬化。現代醫學認為是肝細胞變性壞死、肝細胞結節性再生、結締組織增生及纖維化，致使肝臟變硬，故名為肝硬化。

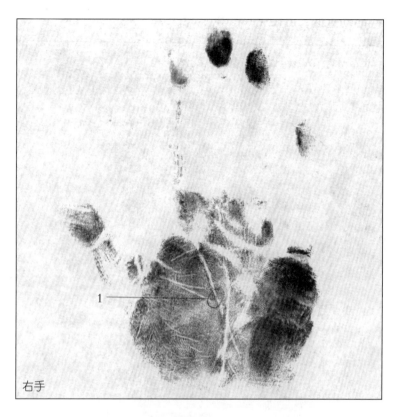

右手

原發性肝癌指原發於肝細胞的癌症，是臨床常見的一種癌症。臨床上確診後，分病型、病期，選擇適當的治法，有手術切除和中醫療法。

1. 肝硬化方：無名異、硝石（火硝）、硫磺、血餘炭（1：2：2：1）。上藥共研細末和勻，每日2次，每次沖服1～2克，個別病人可能出現腹部不適或肝區疼痛現象，藥減量則消失，一般服藥後出現精神轉佳，食慾增加，延長生命（北京中醫學院楊維益教授經驗方）。

2. 復肝散（朱良春）：人參、紫河車、土鱉蟲、三七、薑黃、鬱金、雞內金。共研細末沖服。用於慢性肝炎肝腫大、早期肝硬化，用藥雖異，立法則同，宜其屢奏佳效。

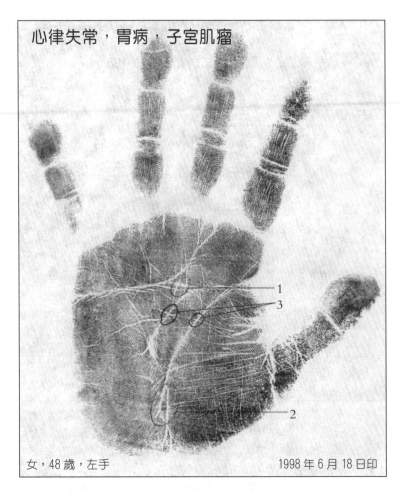

心律失常，胃病，子宮肌瘤

女，48歲，左手   1998年6月18日印

　　綜合分析：1. 方庭有明顯的「丰」字紋，提示心臟疾患。2. 本能線末端處有小島紋，提示子宮肌瘤信號。3. 本能線、腦線中央處有一條橫干擾線，提示胃疾患。

　　治療：溫膽湯加味：半夏、竹茹、枳實各10克，金銀花、麥冬各15克，陳皮12克，生薑4片，大棗6枚。水煎服，日1劑分2次服。適用於心動過速、心律失常屬火症者。

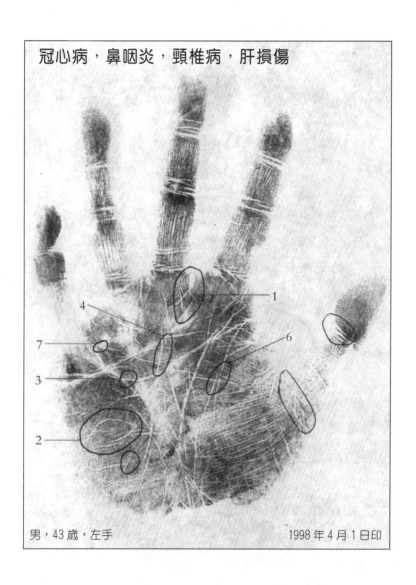

冠心病，鼻咽炎，頸椎病，肝損傷

男，43歲，左手

1998 年 4 月 1 日印

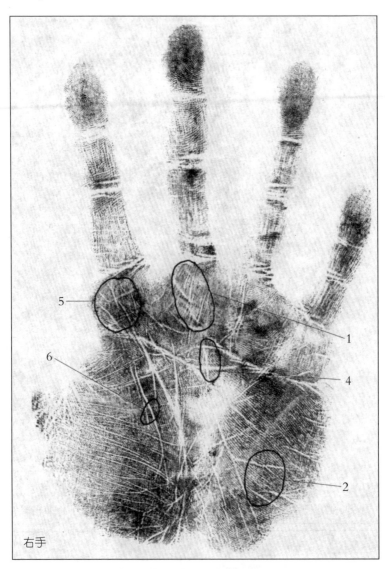

右手

綜合分析：1. 雙手食、中二指縫掌面處均有方形紋，提示鼻炎，紋雜亂提示咽喉炎。2. 雙手月丘均有變異的放縱線，提示此人長期熬夜或失眠。3. 左手腦線末端生出一條支

線上行小指根方向，提示頸椎增生。4.雙手方庭均有「丰」字紋，提示冠心病信號。5.右手巽位有「田」字紋，提示膽結石症。6.本能線內側均有平行細線，提示手指易麻痹。7.左手有長的變異肝分線，提示肝損傷史。

冠心病刮痧急救法：冠心病發作時，刮痧師用刮痧板迅速在患者背部的厥陰俞、心俞、神堂直刮5～10次。在胸部的天突、膻中、巨闕直刮5～10次。在雙臂刮曲澤、郄門、內關、大陵、太淵、中衝。在腿部刮三陰交、太谿、湧泉。

據衛生部2002年認定的反射療法師羅孝明先生對筆者講：採用以上穴位刮痧對冠心病發作時立竿見影。若效果不明顯時，可加大力度重刮一次。他用此法已治療多例冠心病患者，均取得理想效果。

注意：使用此法應在醫師指導下進行。

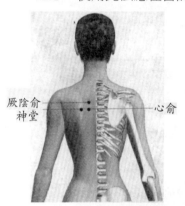

刮痧穴位1

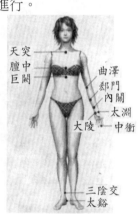

刮痧穴位2

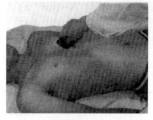

刮膻中穴

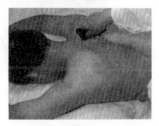

刮心俞穴

七、高血壓、糖尿病

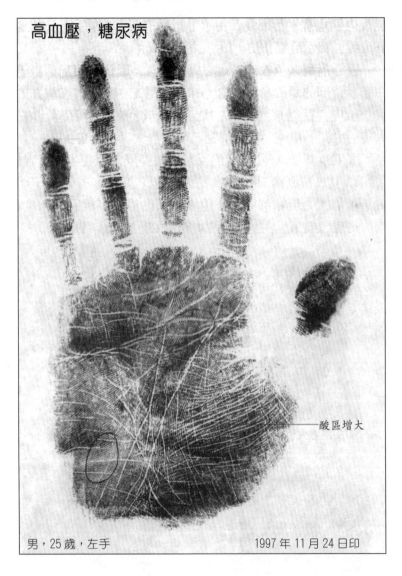

高血壓，糖尿病

酸區增大

男，25歲，左手　　　　　　　　　1997 年 11 月 24 日印

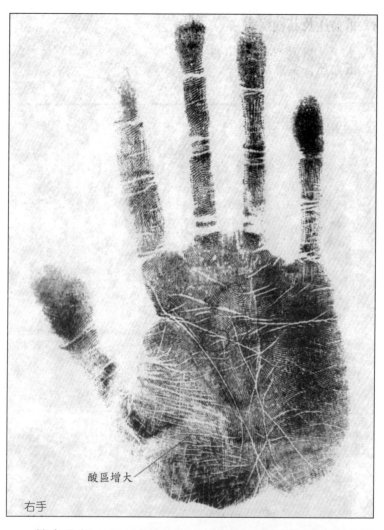

酸區增大

右手

　　綜合分析：雙手酸區增大，左手又有明顯的三條放縱
線，提示此人應預防糖尿病。目前此人年輕體健，建議進入
40歲以後應注意戒酒。積極預防糖尿病、高血壓等病的發
生。

　　高血壓預防：1. 每日保持吃3個大蘋果（糖尿病人應慎
食）。2. 常飲菊花茶。3. 多食水芹菜。

八、低血壓及其他疾病

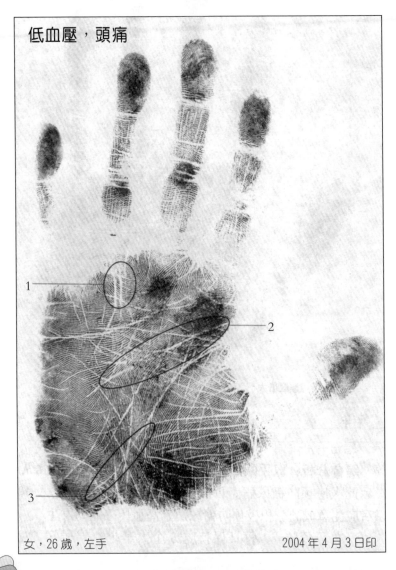

低血壓，頭痛

1

2

3

女，26歲，左手　　　　　　　　2004年4月3日印

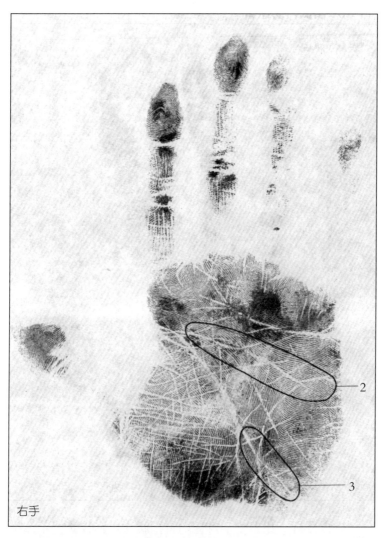

右手

　　綜合分析：1. 左手無名指下掌面有明顯的「井」字紋符號，提示血壓偏低信號。2. 雙手腦線被眾干擾線干擾，提示頭痛信號。3. 雙手掌均有明顯的便秘線（提示應預防便秘）。

　　建議此患者常服中成藥補中益氣丸以調整血壓。

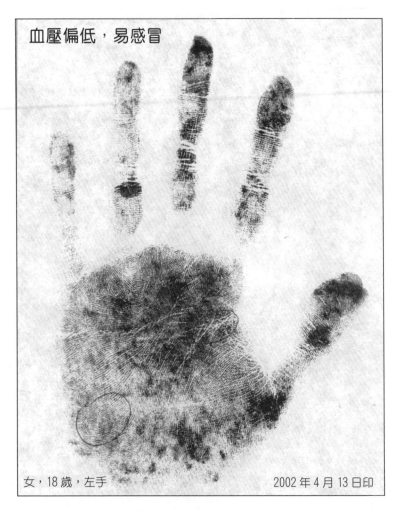

血壓偏低，易感冒

女，18歲，左手　　　　　　　　　　　　2002 年 4 月 13 日印

　　綜合分析：此人雙手月丘均有指腹樣馬蹄紋，提示運動耐力差；雙手掌主線均淺，提示此人體質差，血壓偏低，易患感冒。

　　1. 血壓偏低中醫治療：補中益氣湯：生黃芪24克，黨參 15克，白朮 12克，當歸 9克，升麻 6克，柴胡 6克，陳皮 9克，炙甘草 6克。水煎服。

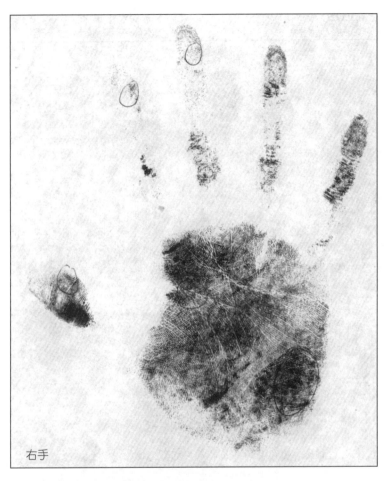

右手

2. 體質性易感冒中醫治療：

（1）玉屏風散：生黃芪30克，生白朮 60 克，防風 30克。上藥研末，小量長期服用。

（2）右歸飲加味方：若服玉屏風散無效者可用右歸飲加黃芪30克治之效佳。右歸飲即：熟地 18 克，山藥、枸杞子、杜仲、附子各 12 克，山茱萸 6 克，肉桂 2 克，炙甘草6 克。水煎服。

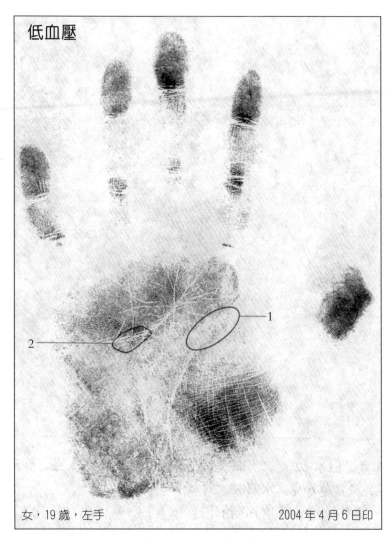

低血壓

2

1

女，19歲，左手   2004年4月6日印

　　綜合分析：1. 雙手本能線與腦線起點交匯處呈菱狀紋理，提示此人幼年遺尿史。2. 左手無名指下感情線上有小眼島紋；右手無名指下掌面有「井」字紋，提示近視眼、血壓偏低信號。

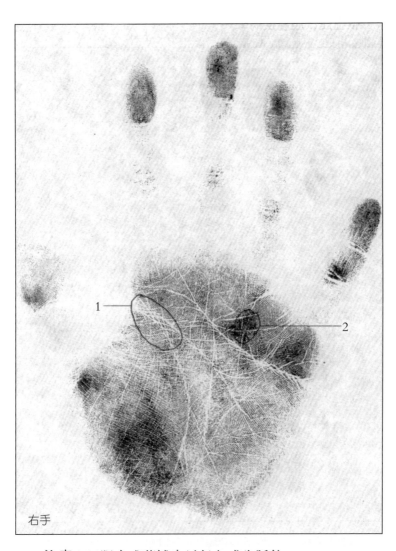

右手

治療：口服中成藥補中益氣丸或生脈飲。

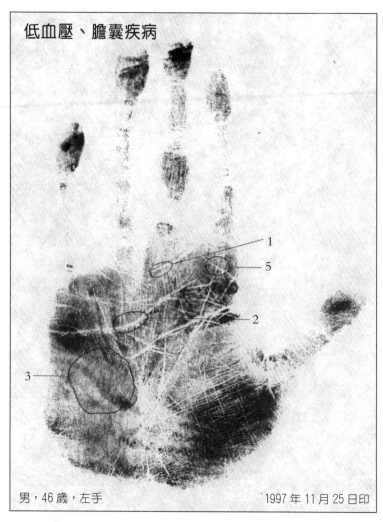

低血壓、膽囊疾病

1

5

2

3

男，46歲，左手　　　　　　　　　1997 年 11 月 25 日印

綜合分析：1. 左手有明顯的金星環，提示此人為過敏體質。2. 左手感情線走在無名指下有下垂而行，提示此人血壓偏低，建議不能長期熬夜。3. 雙手月丘上方有馬蹄樣指腹紋，提示此人運動耐力差，抗病能力差。4. 右手無名指下感情線上有長島紋，提示此人有淚囊炎或食物中毒史。5. 左右

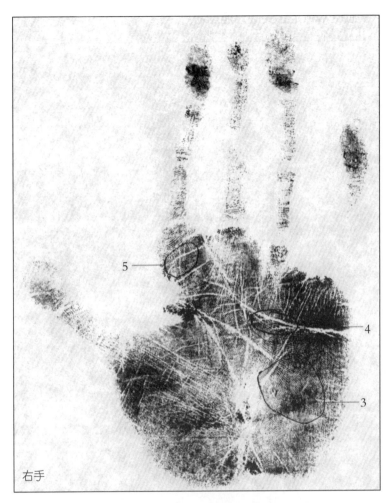

右手

手異位均有「十」字紋，提示膽囊疾患。

　　治療：生脈飲加減治療原發性低血壓：黨參 30 克，麥
冬 10 克，五味子 20 克，黃芪15 克，升麻 6 克。水煎服，每
日 1 劑。2週為 1 療程。

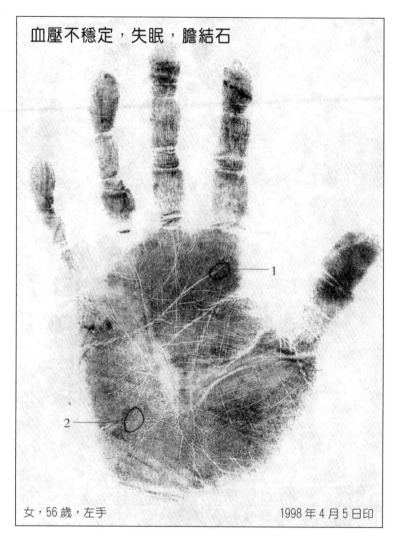

血壓不穩定，失眠，膽結石

1

2

女，56歲，左手

1998年4月5日印

綜合分析：1. 左手掌感情線走到異位，提示血壓不穩定。2. 雙手掌月丘均有放縱線，提示失眠、多夢。3. 右手異位有「十」字紋，提示膽結石症。

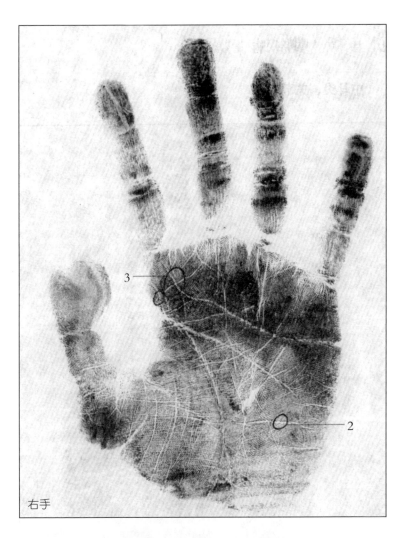

右手

食療法（《民間飲食療法》）：1. 白蓮肉 150 克，放在飯上蒸熟吃，久服見效。2. 大棗 14 枚，蔥白 7 根，用水 3 碗煮成 1 碗，臨睡前一次服完。3 小麥 100 克，大棗 15 枚，甘草 50 克，用水 4 碗，煎成 1 碗，早晚分服。以上主治失眠，睡不寧靜或難以入睡。

九、耳、鼻、咽喉疾病

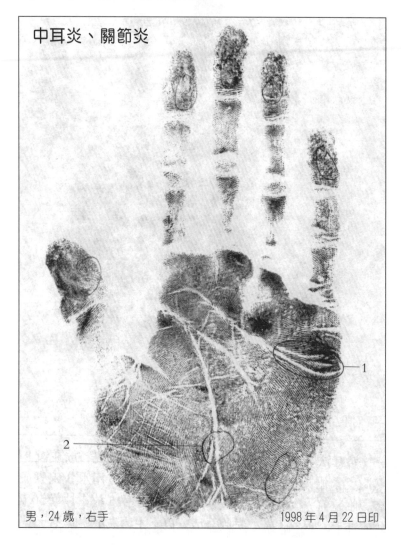

中耳炎、關節炎

男，24歲，右手

1998 年 4 月 22 日印

綜合分析：1.右手感情線起端呈大島紋，提示曾患有中耳炎或幼年傷寒、肺炎等嚴重疾病史。2.本能線末端分大叉紋，提示關節炎信號。

治療關節炎外洗方：生川烏、木瓜、防風、地龍、伸筋草、生山楂、艾葉、桂枝、羌活、川楝子、牛膝各30克。水煎外洗，每日2次（此方係陝西扶風縣法門周家錘嘴村韓忠信醫師提供的經驗方）。適用於各類關節炎疼痛症、肩周炎。

關節炎手法治療（西安王兆生高級按摩師經驗）：醫者用雙手拇指、食指分別按揉患者上下膝眼6次後，然後向外彈撥膝後窩兩條筋約2分鐘後，使患者膝關節成90。，全腳掌踏　地，再用手掌重拍膝蓋處6次。然後，用手掌從膝蓋處向腳脖處重推6次。此法對關節炎疼痛發作時有立竿見影之效。

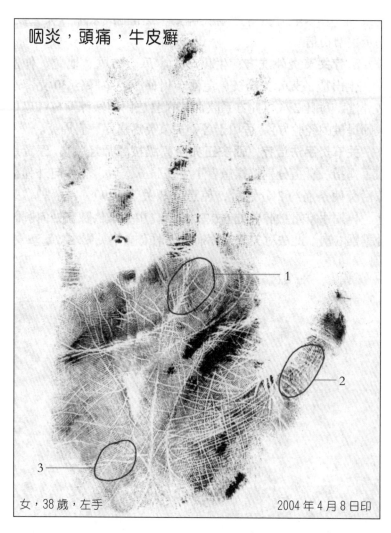

咽炎，頭痛，牛皮癬

1

2

3

女，38歲，左手

2004年4月8日印

綜合分析：1.雙手四指屈掌褶紋（感情線）末端紋雜亂呈掃把狀，提示咽炎信號。2.雙手大拇指第二節掌面紋雜亂，提示頭痛信號。3.雙手月丘均有變異放縱線；雙手並有雪梨線，提示易患皮膚病或牛皮癬（銀屑病）信號。4.右手異位有明顯的「十」字紋，提示膽囊疾患。

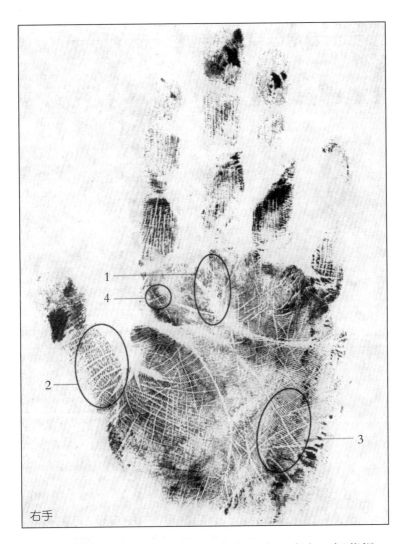

右手

　　咽炎治療：薄荷、甘草、桔梗各3克，麥冬、板藍根、
玄參、生地各6克，菊花、金銀花、白茅根、藕節各10
克。水煎服，每日1劑。一般9天即可有佳效。若大便秘結
時，宜加川大黃9克，牛蒡子10克導熱下行治之。

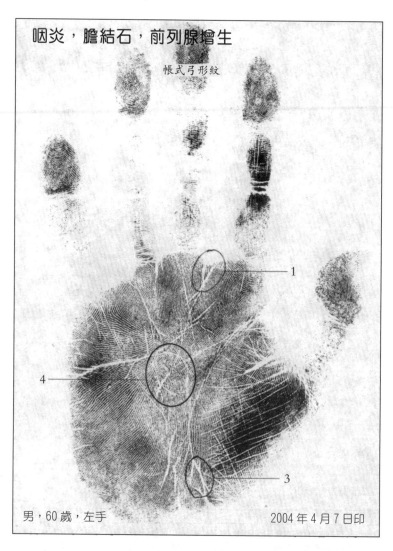

咽炎，膽結石，前列腺增生

帳式弓形紋

1

4

3

男，60歲，左手

2004 年 4 月 7 日印

　　綜合分析：1. 雙手食、中二指縫近掌面處有異樣紋，提示咽炎已久。2. 右手巽位有方形紋，提示膽結石信號。3. 雙手本能線末端有島紋，提示前列腺增生信號。4. 左手腦線被一較大圓紋符號扣住，為保護紋符，提示頭部有軟物擊傷

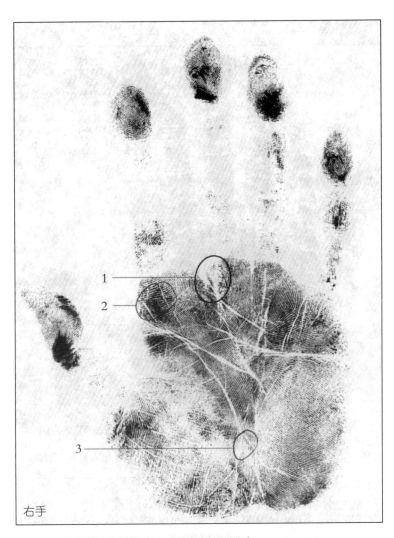

右手

史，同時也要注意休息，以防誘發腦疾。

咽炎治療：金銀花、麥冬各 15 克，杭菊花、桔梗各 10 克，木蝴蝶、生甘草 3 克，胖大海 3 枚，上藥研粗粉，沖開水當茶頻飲，10 日為 1 療程（《浙江中醫雜誌》）。

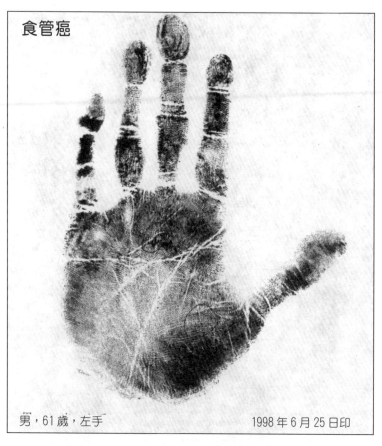

食管癌

男，61歲，左手　　　　　　　　1998 年 6 月 25 日印

　　綜合分析：中指下感情線上有數條干擾線干擾，口兩邊笑紋（鼻隧紋）末端有走流口角之勢，提示食管癌信號。由於此人為體力勞動者，故其他較細掌紋被磨掉。此人來醫院看皮膚病，經筆者詢問，回答說他是老胃病，建議立即去陝西省腫瘤醫院檢查食道，結果被醫院證實已患食管癌。

　　壁虎治食管癌方：藥店購來壁虎適量，研細末。每次 3～5 克慢慢吞服，以少量黃酒作引子最佳，每日 1～2 次。連服 2～3 個月。

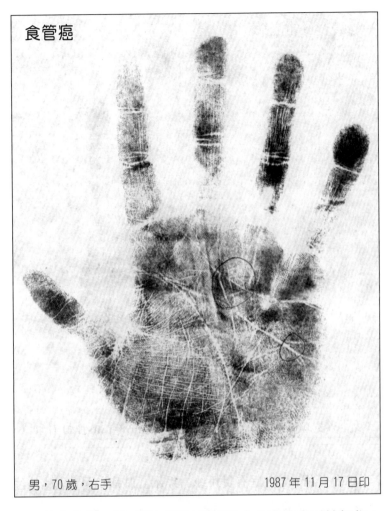

食管癌

男，70歲，右手　　　　　　　　1987年11月17日印

　　綜合分析：雙手掌四指屈掌褶紋中央處被方形紋扣住；右手又有雪梨線，為食管癌信號。

　　藻蛭散治食管癌：海藻 30 克，水蛭 6 克。焙乾研末，每日 2次黃酒沖服。每次 3 克。連服1～2 個月。

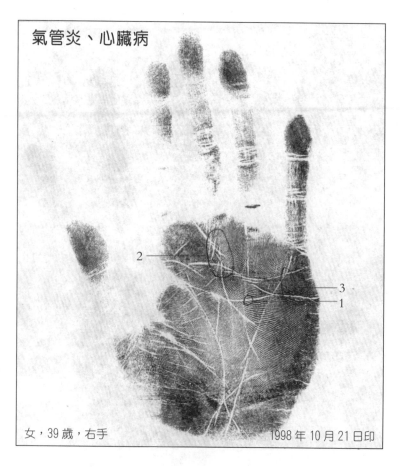

氣管炎、心臟病

女，39歲，右手　　　　　　　　　1998年10月21日印

　　綜合分析：1. 方庭有貫橋線，提示心臟病信號。2. 感情線末端有數條干擾線，提示支氣管炎信號。3. 感情線起端呈大分叉紋，提示幼年患大病史。

　　外治法（《陝西中醫》）：防風、黃芪、肉桂各等份，共研細末裝瓶備用。常規消毒臍部，涼開水調糊適量（約 3克）藥粉敷臍處，繃帶固定，3 天更換一次，5～7 天為 1 療程。用於急、慢性氣管炎的預防和治療。孕婦慎用。

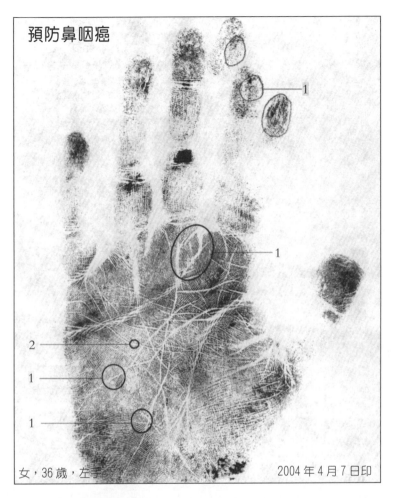

預防鼻咽癌

1

1

2

1

1

女，36歲，左手

2004年4月7日印

　　綜合分析：1. 雙手均有雪梨線形成之勢；雙手掌月丘有指樣紋；左手感情線末端食、中二指縫下有明顯的方形紋符號；左手食、中二指紋開口均向大拇指側（反指紋），提示此人鼻疾較重，應高度警惕鼻咽癌發生，建議鼻部稍有不舒服時，應及時去醫院檢查防治。2. 左手有變異的肝分線向大拇指方向發展走向，提示肝損傷。

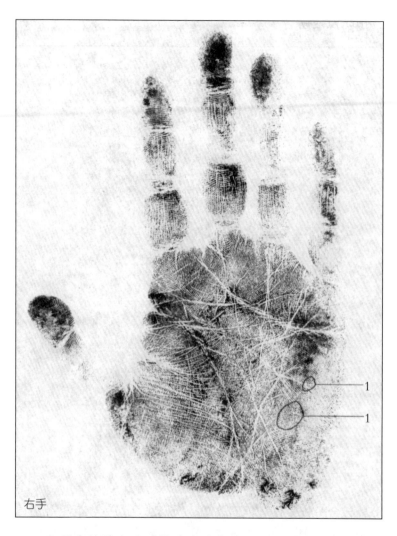

右手

　　鼻咽癌效驗方（《抗癌良方》）：1. 紫草 40 克，水煎服，日 1 劑。2. 金銀花研末，從患鼻吸入，日 3～l0 次適量。3. 全蠍 15 克，研末每次 3～5 克內服，日 3 次。4. 全蠍、蜈蚣等量研末，每次 3～5 克口服，日 3 次。5. 白僵蠶研末，水沖服 2.5 克，日 3 次。

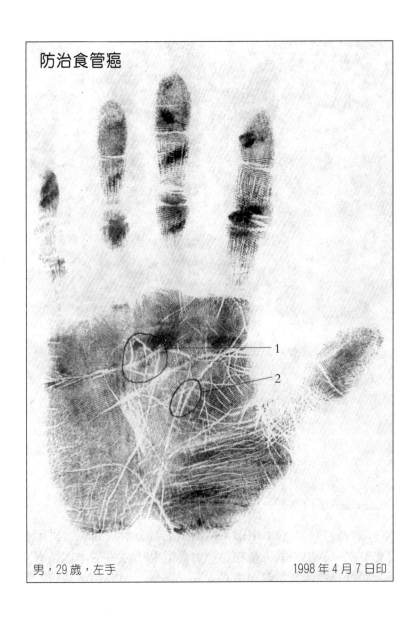

防治食管癌

1

2

男，29歲，左手

1998 年 4 月 7 日印

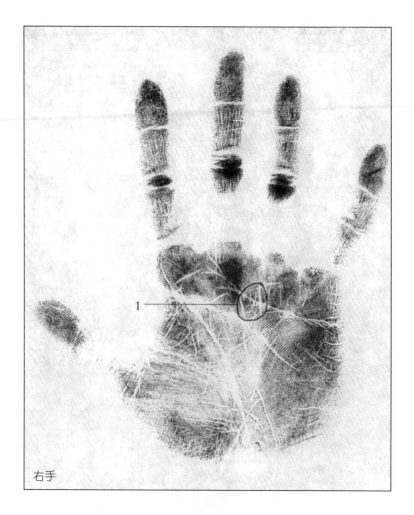

右手

綜合分析：1. 雙手中指下感情線上被方形紋扣住，提示食道惡變病家族史（其人現在患嚴重食道炎）。2. 左手本能線有平行斷裂線，提示年齡區雖有患大病之可能，只要積極防治，很快能康復。

預防食管癌法：1. 忌菸酒。2. 忌食過熱食物。3. 忌食過硬食物。

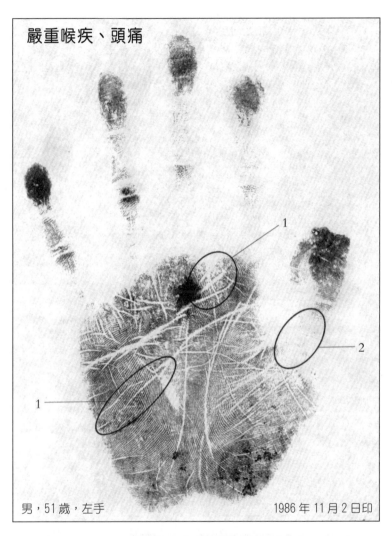

嚴重喉疾、頭痛

男，51歲，左手　　　　　　　　　　1986年11月2日印

　　綜合分析：1. 雙手感情線末端分叉而明顯，叉紋又有干擾線；左手又有雪梨線，提示嚴重咽喉疾病，建議定期去醫院檢查，以防惡變。2. 雙手大拇指指節面紋雜亂，提示長期頭痛。

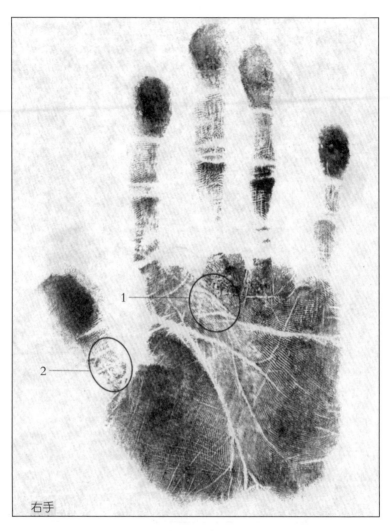

右手

中藥治療急慢性喉炎方（《新中醫》）：1. 板藍根、桔梗各 30 克，黃芩、玄參、天冬、連翹、麥冬各 20 克，黃連25 克，生石膏 60 克（先煎）。2. 玄參、石斛各 30 克，天冬、麥冬、桔梗、澤瀉各 25 克，赤芍 15 克，連翹、板藍根各 20 克。以上兩方水煎服。並隨症加減。

十、肺部及其他疾病

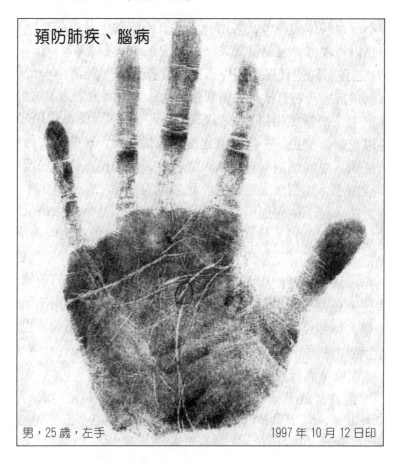

預防肺疾、腦病

男，25 歲，左手　　　　　　1997 年 10 月 12 日印

　　綜合分析：本能線上段部位和起位低的腦線中央處均有平行中斷，提示年齡區有患大病腦疾之信號。大怒、極度悲傷、外傷以及習慣性冷水洗頭也是患腦腫瘤的一個原因。本病常發生在 30～50 歲的女性。應積極防治。有關腦腫瘤旁徵方法筆者在《手診病圖解》一書中做過詳細介紹，這裏不予重複。

腦腫瘤中醫治療：綜觀近年中醫治療腫瘤研究方向為：一是以毒攻毒（清熱解毒）。二是活血化瘀。三是扶正除邪。

1. 上海中醫學院附屬龍華醫院劉嘉湘教授中醫治療惡性腦腫瘤頗有建樹。治則：①方重在益氣化瘀，軟堅消腫。②方意在滋陰養肝，軟堅消腫。臨床大多症狀改善，一些病人的腫瘤縮小。對肢體偏癱者，多用補陽還五湯取效。其用藥另一個特點是以毒攻毒，且劑量頗大（上海中醫藥雜誌1987，7）。

2. 張丕同主任醫師用中醫藥治療癌瘤效果顯著。一是運用大劑量抗癌藥物直接殺死癌細胞。他認為以瘀為主為治病治則。臨床上大劑量使用川芎、當歸、三棱、莪朮等活血化瘀之品，佐以水蛭、䗪蟲等一些破血化瘀的峻猛藥物。這些藥物藥理實驗證明，對癌細胞有直接殺滅之功能，因而使人體內癌細胞消失或縮小，達到康復之目的。此道理與兩醫之化療、手術、放療之法直接驅除癌細胞有異曲同工之妙。二是運用大劑量的補益之品，以輔助人體正虛，激發人體內部的免疫功能的活力。

癌症一般發現時大多到了中晚期，使患者重症壓身，正氣更虛，治療應以大劑量使用人參、黃芪、白朮等補益氣血的藥物。藥理研究證明，此類藥物具有增加人體免疫功能之作用。而運用增強人體免疫功能以治療癌症，正是生物治癌的精髓，也是當今世界上科學和最佳的治療手段之一（家庭醫生報，1999・9）。

3. 威靈仙合劑（《福建中醫藥》1987，5）

組方：威靈仙 30 克，薏苡仁 30 克，八月札 30 克，七葉一枝花 15 克，橘葉 15 克，鬱金 15 克，黨參 9 克，白朮 9 克，白芍 9克，茯苓 9 克，水煎，日 3 次分服。

現代藥理證明：威靈仙有抗癌活性，古人認為威靈仙「性猛急」，「以走竄消克為能事」。此方能抑制腦腫瘤生長，能使腦瘤引起的癲狂得到控制。

4. 腦膜瘤有效方《遼寧中醫》1978，3）

組方：全蠍 100 克，磁石 100 克，蜈蚣 50 克。共研細末，每次 7.5 克，日 2～3 次白開水沖服。

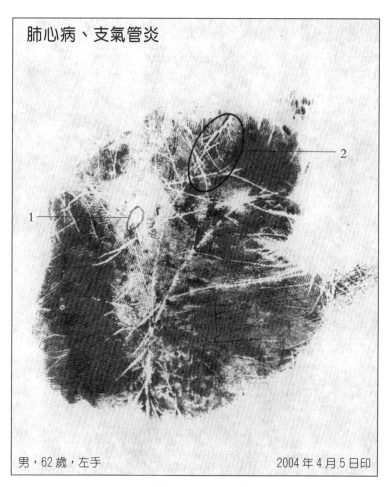

肺心病、支氣管炎

男，62歲，左手　　　　　　　2004 年 4 月 5 日印

綜合分析：1. 左手金星環擴張幾乎相切於腦線，提示肺心病信號。2. 感情線末端有眾細條干擾線，提示支氣管炎信號。

治療：苓桂朮甘湯（《傷寒論》）：茯苓 24 克，桂枝 9 克，白朮 12 克，炙甘草 6 克。水煎服，日 1 劑，分 2 次內服。適用於風濕性心臟病、肺原性心臟病、肺氣腫、慢性支氣管炎。

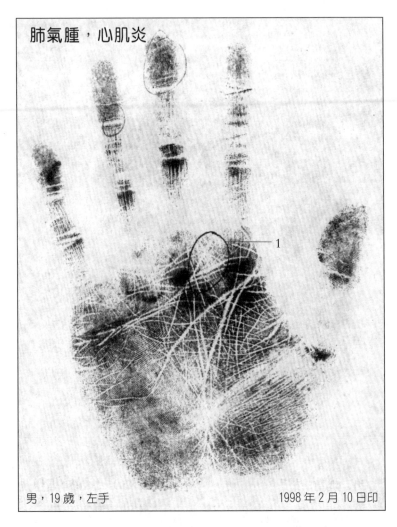

肺氣腫，心肌炎

1

男，19 歲，左手　　　　　　　　　1998 年 2 月 10 日印

　　綜合分析：1. 雙手感情線末端分叉紋，叉紋又被干擾線干擾，提示肺氣腫、支氣管擴張信號。2. 右手巽位有「田」字紋，提示膽結石信號。3. 右手本能線上端有「米」字紋，提示心肌炎、心絞痛病症。

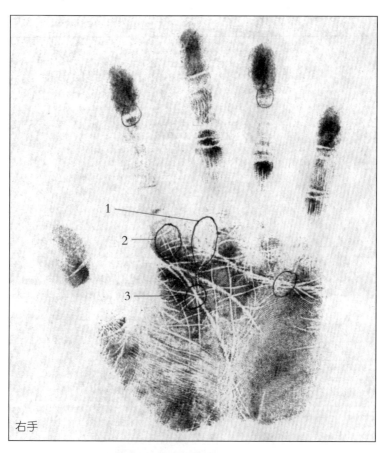

右手

　　治療：1.肺氣腫方（《江蘇中醫雜誌》）：紫河車、法半夏、炒白芥子、炒萊菔子、炒蘇子各9克，仙靈脾、紫石英各15克，沉香4克，黨參、生白朮各10克，茯苓12克，炙甘草、陳皮各6克。水煎服，每日1劑，早晚分服，15天1療程。2.益心氣、通脈絡治心絞痛方（岳美中）：人參20克，三七20克，琥珀10克，共研末，每日3次內服，每次3～5克。人參調節心臟功能。三七改善冠脈循環和抗血小板聚集力。琥珀鎮心安神。

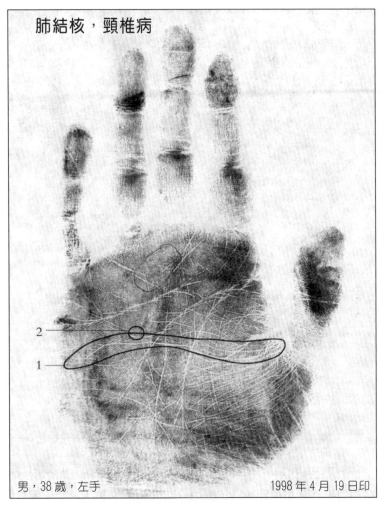

肺結核，頸椎病

男，38歲，左手　　　　　　　　1998 年 4 月 19 日印

綜合分析：1. 雙手本能線上端部位均有干擾線；且左手腦線、本能線被一條長的干擾線干擾，提示曾患有肺結核。2. 雙手無名指下腦線上生出一條支線走向小指根方向，提示頸椎增生信號。

治肺癆咳血方（《止園醫話》）：臼芍 12～30 克，藕節 30 克，漢三七 3 克（研末沖服），生地 12～24 克水煎

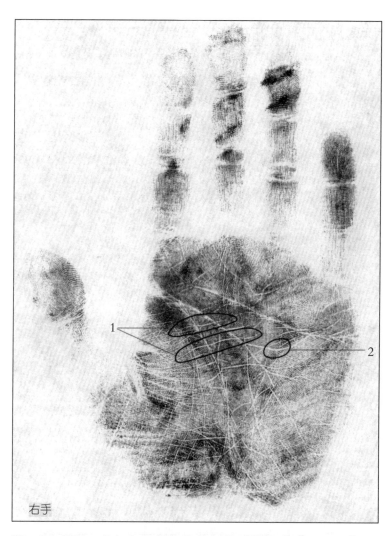

右手

服。羅氏說：「方中主藥是白芍，其止血之效力，乃至神妙
而不可思議。」「放膽用之」，「率皆一劑即有奇效」。岳
美中教授由臨床觀察，白芍用量若在 30 克以上，對大量吐
血的確有較好的止血效果。

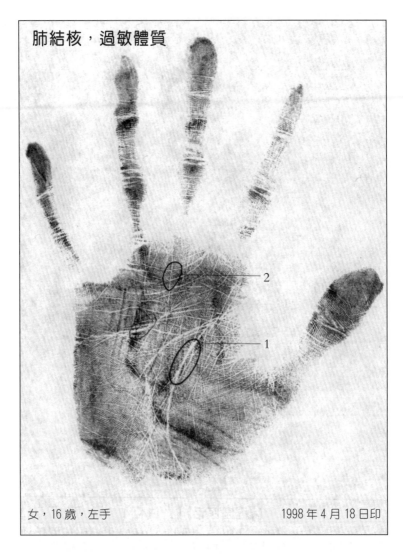

肺結核，過敏體質

2

1

女，16 歲，左手　　　　　　　　　　　1998 年 4 月 18 日印

　　綜合分析：1. 雙手掌本能線內側均有島紋形成，提示此人有患肺結核疾病信號。2. 雙手均有兩條以上過敏線，提示過敏體質。

　　建議定期去醫院檢查，以防肺結核疾病。

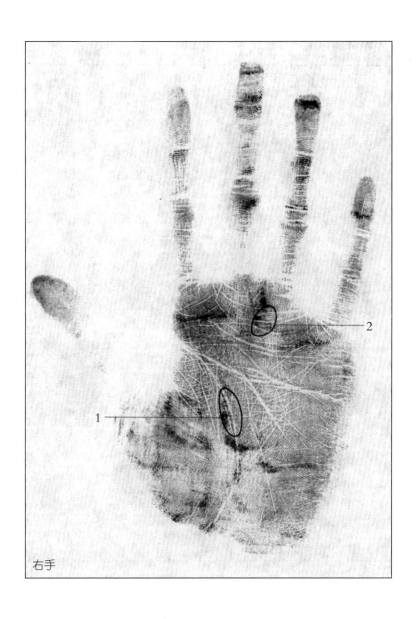

右手

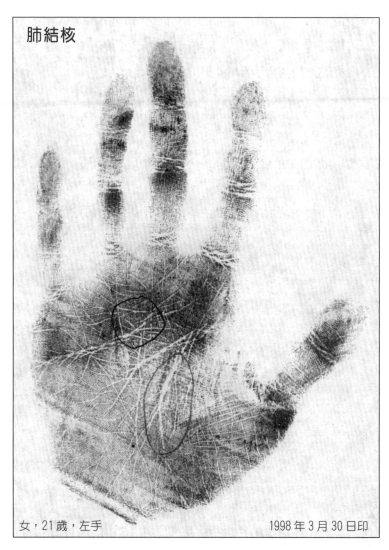

肺結核

女，21歲，左手　　　　　　　　　　　1998 年 3 月 30 日印

　　綜合分析：左手掌本能線中部有大島紋；左右手掌感情線中央有方形紋，提示肺結核病。筆者給患者手診後患者於 4 月 9 日去西安醫科大學第一附屬醫院檢查，證實患有肺結核。

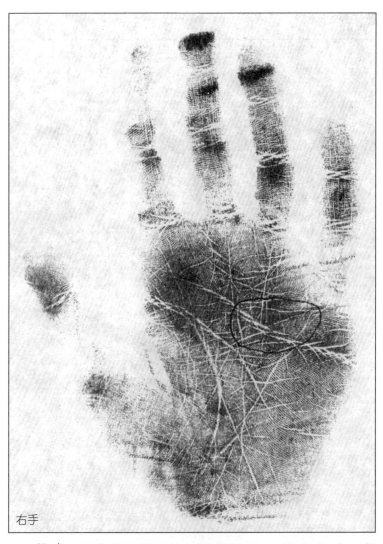

右手

治療：百合雞子黃湯（金匱要略》）：百合 10 克，雞子黃 2枚（拌碎），水煎待溫後內服。適合於肺結核長期服用，對慢性咽喉炎聲音嘶啞、失眠及神經衰弱也有療效。

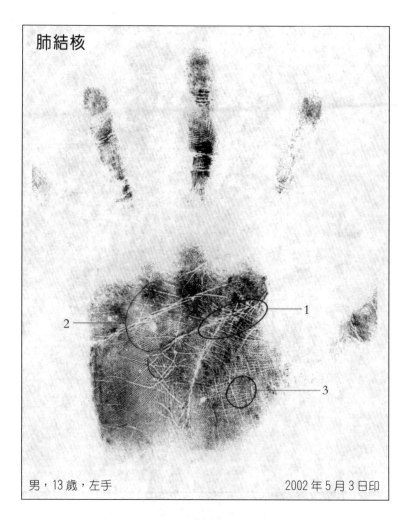

肺結核

男，13歲，左手　　　　　　　　　　　2002 年 5 月 3 日印

　　綜合分析： 1. 雙手本能線同腦線起點交匯處呈菱狀紋理，提示尿床史。2. 雙手感情線中部均有大方形紋扣住該主線，提示幼年肺結核史。3. 雙手金星丘均有指腹樣馬蹄紋，提示此人運動耐力差。

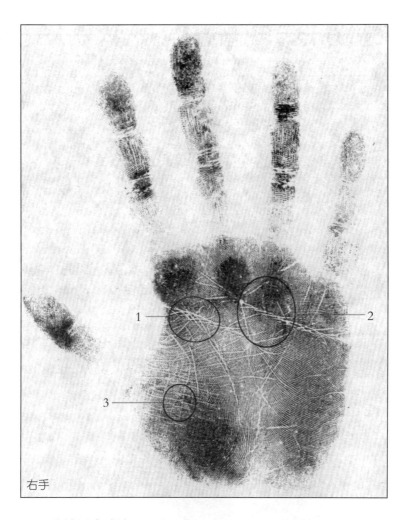

右手

　　肺結核食療方：1. 核桃肉 500 克，柿霜餅 500 克。先將核桃肉蒸熟，再將柿霜餅放入蒸至溶合適宜。經常切塊食用。主治：肺結核咳嗽。2. 玉米鬚 100 克，冰糖 100 克。用水煮湯飲。主治：肺結核咳血、吐血。

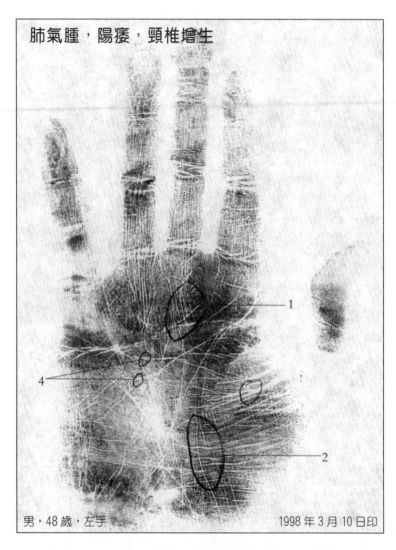

肺氣腫，陽痿，頸椎增生

男，48歲，左手   1998 年 3 月 10 日印

　　綜合分析：1. 雙手中指下感情線上有數條細干擾線，提示肺氣腫。2. 雙手本能線內側有一支線，線上均有島紋，提示陽痿信號。3. 右手異位有明顯的「米」字紋，提示膽結石信號。4. 雙手無名指下腦線上生有一條上行支線，提示頸椎

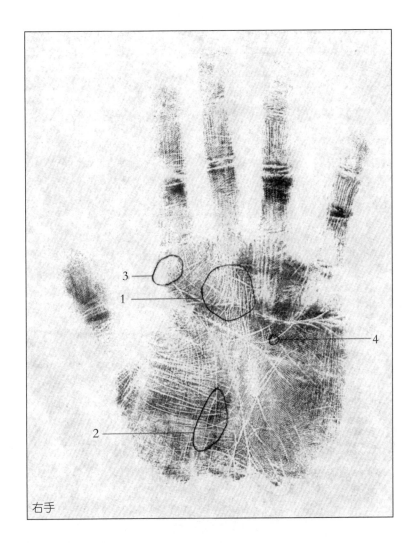

右手

增生。

　　陽痿食療法：1. 生大蝦肉 200 克，先用油炸蝦肉，再加入韭菜 250 克炒熟拌吃。2. 500 克重以下小雄雞一隻，50°以上白酒 200 克，殺雞取肉除內臟，同酒燉熟吃。

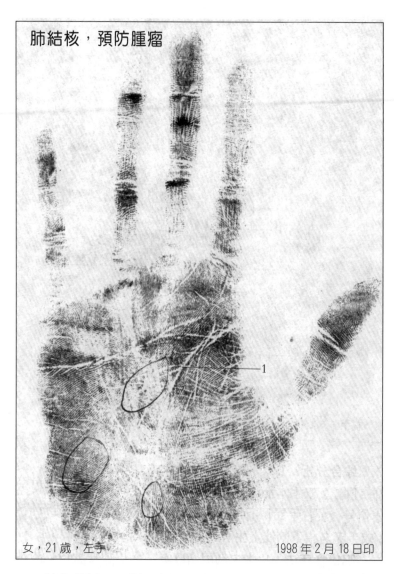

肺結核，預防腫瘤

女，21歲，左手

1998 年 2 月 18 日印

綜合分析：1. 雙手腦線均從中指下本能線上生出，提示此人進入 40 歲以後有患腦腫瘤先兆。2. 右手本能線中部有大島紋，提示此人可能患有肺結核。

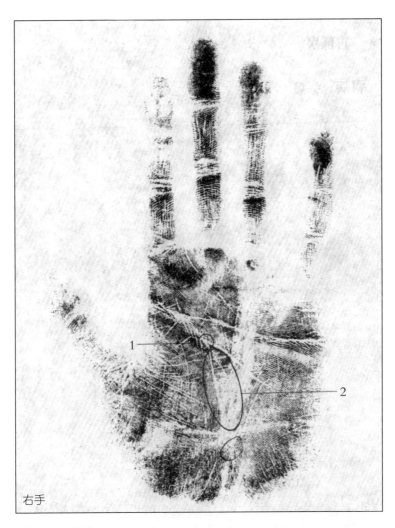

右手

　　肺結核咳嗽食療法：1. 白果仁 100 粒。用魚肝油浸白果
仁，曼 5 個月以上。每日飯前吃白果仁 2 粒。2. 韭菜一把。
搗爛取汁加水，用紅糖調服，每次服少許（半勺）。

十一、胃部疾病

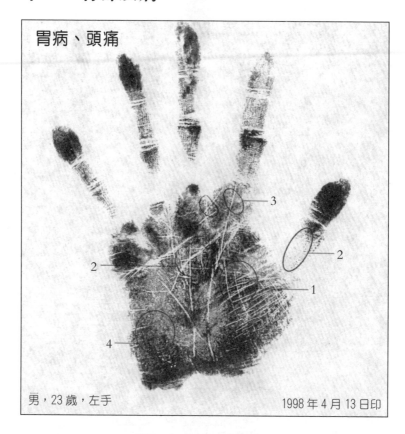

胃病、頭痛

2
3
1
2
4

男，23歲，左手   1998 年 4 月 13 日印

綜合分析：1. 左手掌震位有大「田」字樣紋，提示胃疾（患者告知患過胃穿孔）。2. 大拇指第二指節紋雜亂；腦線上又有方形紋，提示頭痛。3. 有筆直挺拔的健康線，提示此人即使有大病，對身體也無大礙。4. 月丘有指腹樣馬蹄紋，提示此人運動耐力差。

建議此人終生戒酒，忌生冷，過饑過飽而傷胃。須知：脾胃已傷，百病由生。

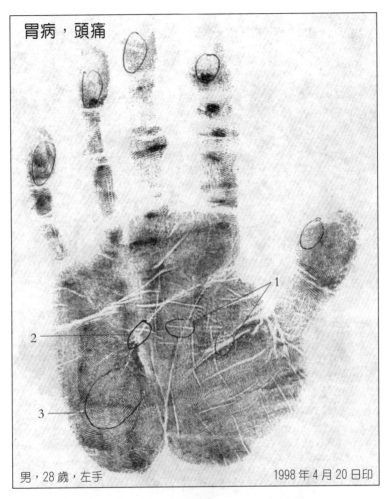

胃病，頭痛

男，28歲，左手   1998 年 4 月 20 日印

綜合分析：1. 左手震位有橫凹溝紋；本能線中段有明顯而短的橫干擾線干擾，提示胃病信號。2. 腦線上有干擾線形成「十」字紋，提示頭痛信號。3. 月丘有指腹樣馬蹄紋，提示此人運動耐力、抗病能力差。

治療：1. 補中益氣丸。2. 保和丸。3. 香砂養胃丸。

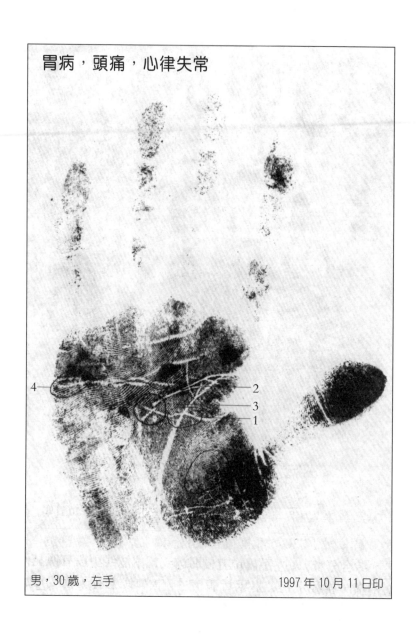

胃病，頭痛，心律失常

男，30歲，左手   1997 年 10 月 11 日印

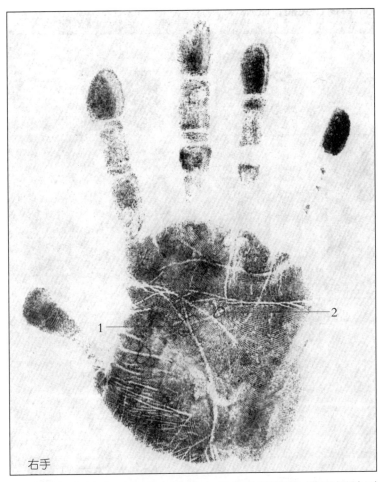

右手

綜合分析：1. 雙手本能線上部均有明顯的橫干擾線干擾，提示胃病。2. 左手方庭有貫橋線，右手方庭有「十」字紋，提示心律失常信號。3. 左手掌腦線斷裂，提示頭痛信號。4. 左手小指下感情線上有島紋，提示中耳炎史。

養胃沖劑（《中醫雜誌》）：黃芪、黨參、白芍、生甘草、懷山藥、陳皮、生香附、烏梅、食糖各等量。共研細末，每次服用 9～15 克，每日 3 次。適用於慢性胃炎、萎縮性胃炎。

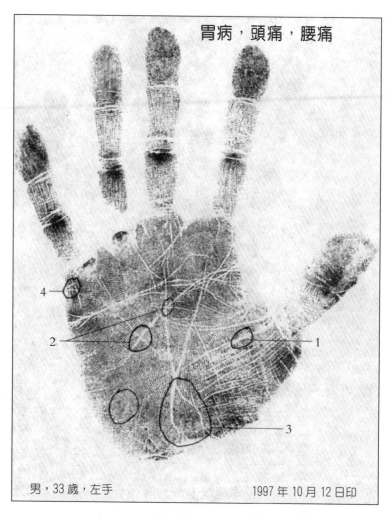

胃病，頭痛，腰痛

4

2 — 1

3

男，33歲，左手   1997 年 10 月 12 日印

綜合分析：1. 雙手掌震位有橫凹溝，提示慢性胃疾。2. 腦線均被干擾線干擾，提示頭痛。3. 雙手本能線下端均有大島紋，提示腰痛。4. 左手性線分叉紋，提示夫妻分居史。

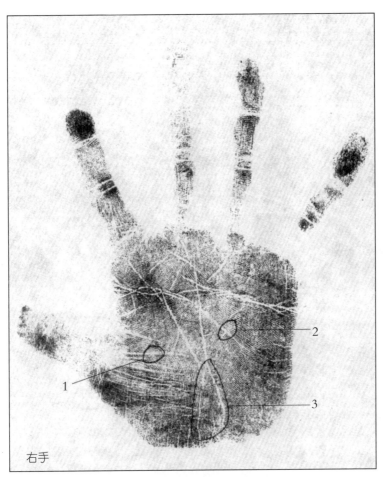

右手

　　食療法：1. 豬腎（或牛、羊腎）一對，黑豆 100 克，陳
皮 3 克，小茴香 50 克，生薑 9 克，將腎洗淨加水煮熟食
用。主治：腎虛腰痛，勞累，坐久腰痛無力。2. 生松葉 50
克，晚蠶砂 50 克，炒杜仲 50 克，加水、酒各一碗，煎煮成
一碗服用。主治：風濕性腰痛。

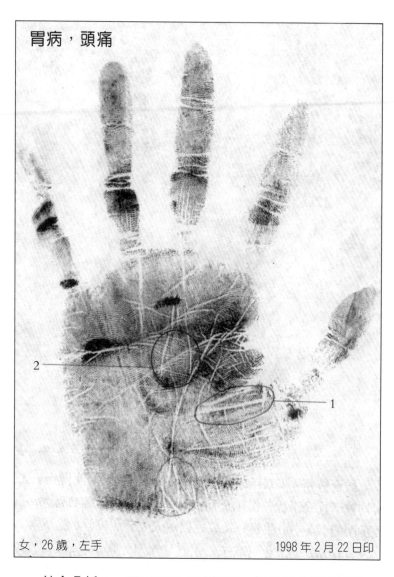

胃病，頭痛

2

1

女，26 歲，左手

1998 年 2 月 22 日印

綜合分析：1. 雙手震位有橫凹溝，提示嚴重胃疾信號。
2. 雙手腦線平直，提示此人古板；腦線有干擾線，提示頭痛
信號。

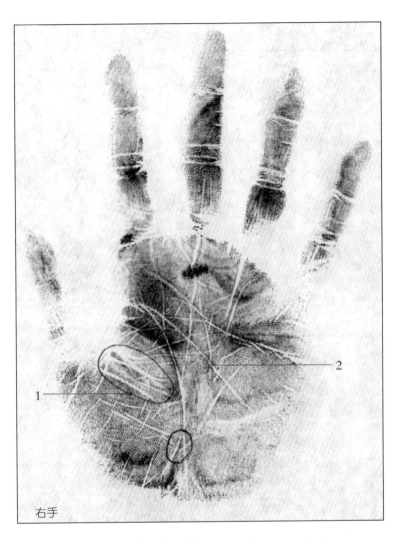

右手

治療：乾薑、黑附子、川烏、高良薑、吳茱萸、肉桂、艾葉、白胡椒各等份。上藥共研細末。製成布袋裹敷神闕穴（肚臍）。主治：虛寒性胃痛。

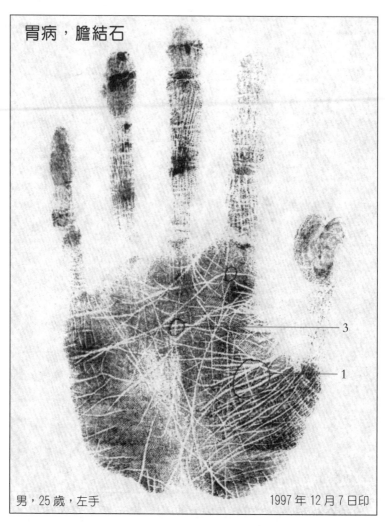

胃病，膽結石

男，25歲，左手　　　　　　　　　　　1997 年 12 月 7 日印

　　綜合分析：1. 雙手掌震位均有橫凹溝，提示胃疾信號。
2. 右手掌巽位有明顯的「田」字紋，提示膽結石症信號。3.
雙手方庭均有明顯的「十」字紋，提示心律不整信號。

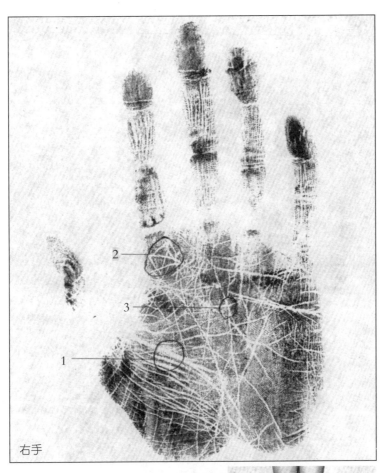

右手

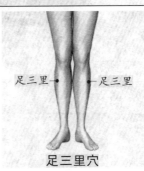

足三里　　　　足三里

足三里穴

　　胃病艾灸治療法：每
晚艾條灸足三里（雙側）
15分鐘，15天為 1 療程。
　　此法筆者臨床治療多
例效果理想。

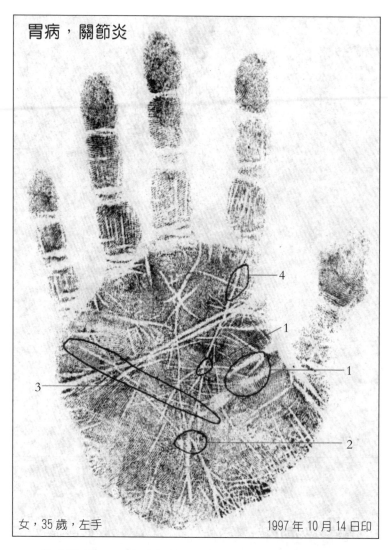

胃病，關節炎

4

1

1

3

2

女，35 歲，左手   1997 年 10 月 14 日印

綜合分析：1. 雙手掌第一火星平原丘有橫凹溝；同時本能線上有橫的干擾線，提示胃病已久。2. 雙手掌本能線末端處分大叉紋，提示關節炎信號。3. 左手掌性線下彎而行到掌心處，提示腰痛信號。4. 雙手掌均有健康線，右手掌又有兩

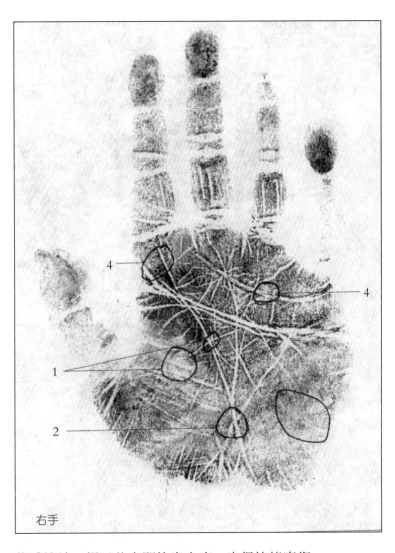

右手

條感情線，提示此人即使患大病，也很快能康復。

中成藥治腰痛：金匱腎氣丸（小蜜丸最佳）。

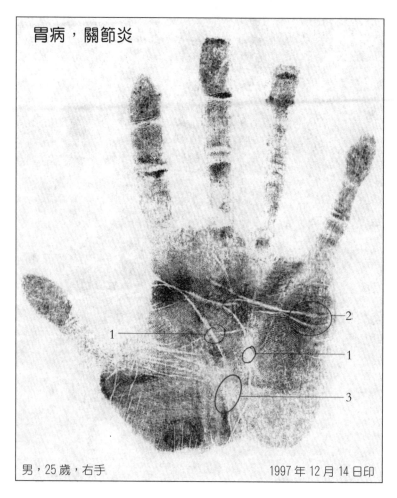

胃病，關節炎

1
2
1
3

男，25歲，右手　　　　　　　　　1997 年 12 月 14 日印

　　綜合分析： 1. 右手本能線中央有一條橫干擾線；腦線附著本能線而行，提示胃病信號。2. 感情線起端有明顯的分叉紋，提示幼年大病史。3. 本能線末端分叉紋，提示關節炎信號。

　　此患者胃疾多因過度思慮，動怒所引起胃痛及消化不良。只要注意以上兩項胃病即可自癒。

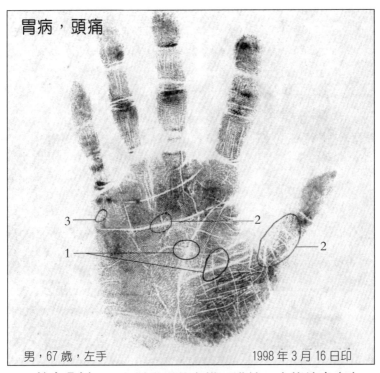

胃病，頭痛

3
1
2
2

男，67歲，左手　　　　　　　1998年3月16日印

　　綜合分析：1. 左手掌震位有橫凹溝紋；本能線中央有一條明顯的干擾線，提示胃病（慢性胃炎、胃潰瘍等胃疾）。2. 有標準的通貫掌；大拇指第二節掌指面紋雜亂，提示長期易頭痛。3. 性線下彎而行，提示腰痛。

　　治療（衛朝豐）：制川楝子、川厚朴、三棱、莪朮各15克，青皮、陳皮、薑黃、制香附、高良薑、柴胡、丹參、白芍、甘草、山楂、麥芽、神曲各9克。每日1劑，水煎早晚分服。

　　加減：胃寒者可加制附子，乾薑各9克，生薑3片，大棗3枚。胃熱者，去高良薑，加黃連、梔子各9克，大便乾燥者，可加大黃9克（後下，於第一煎最後5～6分鐘再放）。主治：各種慢性胃炎、胃與十二指腸潰瘍及各種消化不良。

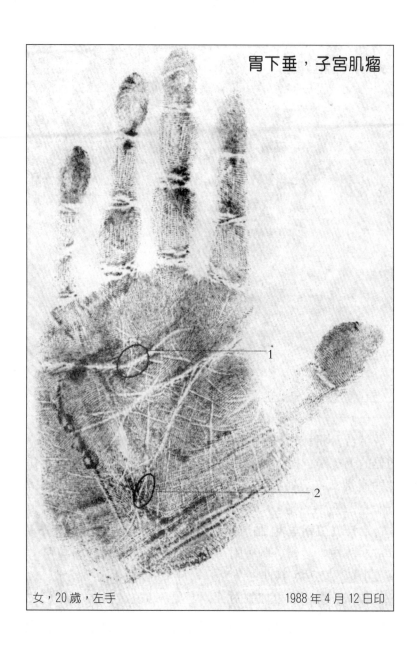

胃下垂，子宮肌瘤

1

2

女，20歲，左手　　　　　　　　　　1988 年 4 月 12 日印

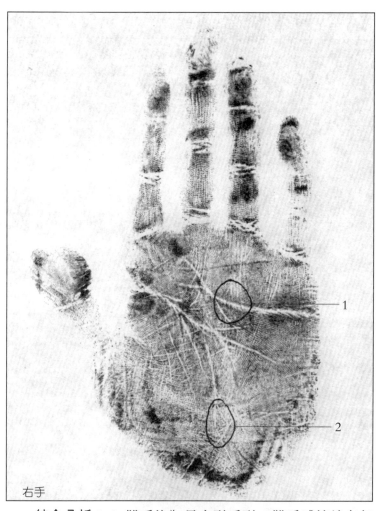

右手

綜合分析：1. 雙手均為長方形手形；雙手感情線在無名指下均下凹，提示胃下垂。2. 雙手生命線末端均有島紋，提示子宮肌瘤信號。

益氣祛瘀湯治胃下垂（《湖南中醫雜誌》）：黃芪25克，黨參、白朮、莪朮、當歸各 12 克，桃仁、紅花各 8克，升麻 4 克。水煎服，日 1 劑。適用於胃下垂。

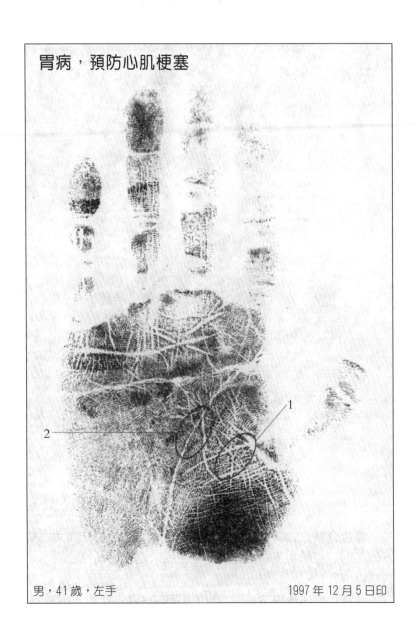

胃病，預防心肌梗塞

男，41歲，左手

1997 年 12 月 5 日印

掌紋診病實例分析圖譜

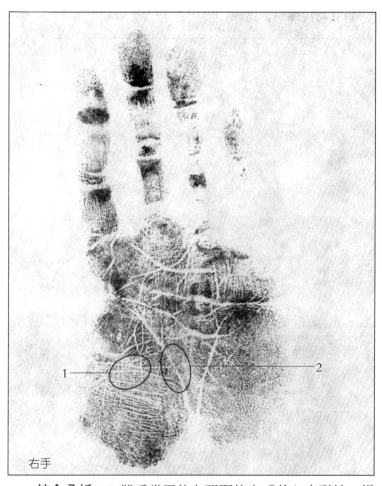

右手

綜合分析：1.雙手掌震位有明顯的大「井」字形紋，提示胃潰瘍等胃疾已久。2.雙手本能線中央突然變細弱，提示此人患乏力症，要注意休息，積極預防心肌梗塞等突發性疾病的發生。

治療心肌梗塞：黃芪20克，丹參20克，當歸、赤芍各15克，紅花、桃仁、地龍、五靈脂、蒲黃各12克。水煎服，日1劑，分2次內服。適用於急性心肌梗塞、心血瘀阻型之胸痺。

消化功能障礙，遺尿

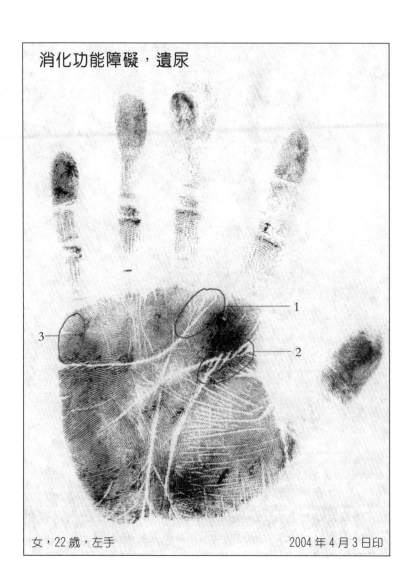

女，22歲，左手

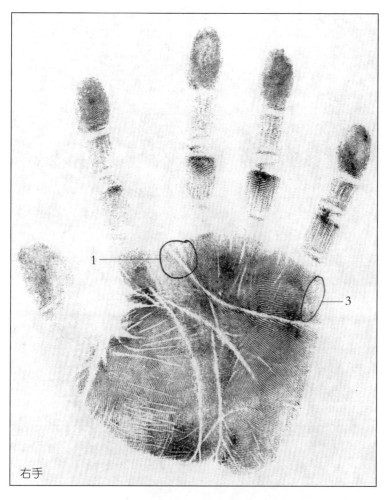

右手

　　綜合分析：1. 雙手四指屈掌褶紋走流到食、中兩指縫，提示自幼消化功能差。2. 左手本能線與腦線起點交匯處成菱狀紋理，提示幼年遺尿史。3. 左手性線只有一條並位置高，右手無性線，雙手生殖線也差，建議此人應晚婚。

　　建議此人吃飯要定時定量，忌生冷以養胃。

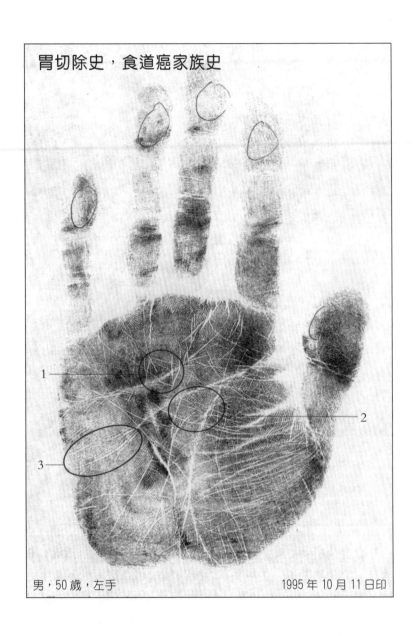

胃切除史，食道癌家族史

1

2

3

男，50歲，左手

1995 年 10 月 11 日印

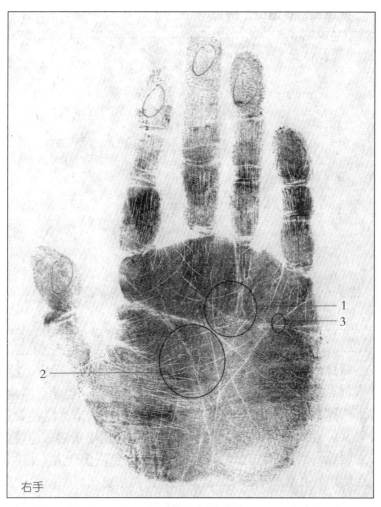

右手

綜合分析：1. 雙手中指下感情線上均有方形紋扣住，提示此人有食道癌家族史。2. 雙手本能線上端均有較大方形紋扣住，提示上腹手術史（患者告知自己胃已切除三分之二）。3. 左手有雪梨線形成，末端又有島紋；右手肝分線變異，提示食道和肝胃有惡變病之先兆。建議患者應戒酒戒菸、戒食滾燙食物等。每半年應去醫院檢查一次。平時吃飯應定時定量，不要過饑過飽。

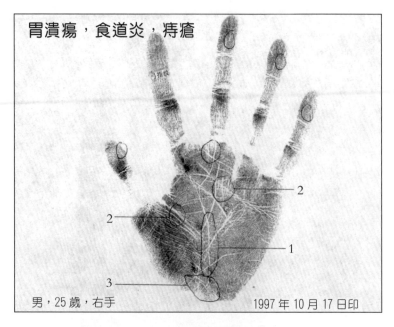

胃潰瘍，食道炎，痔瘡

男，25歲，右手　　　　　　　　　1997年10月17日印

　　綜合分析：1. 右手掌本能線上有三條明顯的干擾線。2. 手掌震位有橫凹溝紋；中指下感情線上有方形紋，提示胃潰瘍、食道癌家族史（患者告知有食道癌家族史，目前患慢性食道炎，又患胃潰瘍）。患者十指紋多數開口均偏小指側。建議患者立即戒菸酒，忌吃過燙、過硬食物，以免再傷食道。3. 手掌手腕地丘處有眾多小島紋，提示此人患痔瘡已久。

　　痔瘡治療：1. 中成藥：九華膏外用效果好。2. 站樁功治療痔瘡效果理想（筆者經驗）：兩腳分開比肩稍寬，兩腿彎曲站馬樁。每日堅持 2～3 次，每次 5～10 分鐘即可。開始可由 2 分鐘逐漸增加。站樁能促進瘀血循環，故而能調治痔瘡。同時，也是減肥的最佳方法。3.《諸病源侯論》養生方導引法治痔方法：「一足踏地，一足屈膝，兩手抱犢鼻下（膝蓋下），急挽向身，極勢，左右換做，去痔疾。」

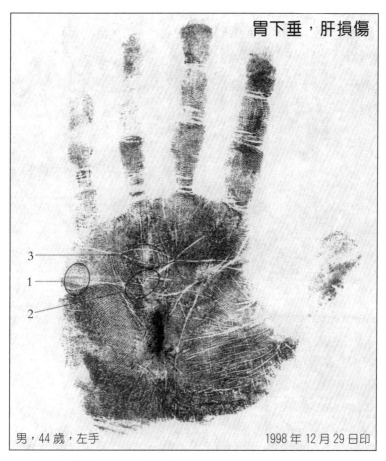

胃下垂，肝損傷

男，44 歲，左手　　　　　　　1998 年 12 月 29 日印

　　綜合分析： 1. 感情線起端有島紋，提示中耳炎史、耳鳴。2. 感情線走在無名指下有下垂，使鹼區增大，提示血壓偏低、胃下垂信號。3. 有明顯的肝分線，肝分線上有島紋，提示此人多為暴飲酒而傷肝。

　　治療： 戒酒經驗方（咸陽海通公司董事長王飛鵬先生提供）：呋喃唑酮片，每日 2 次，每次 0.2 克。與維生素 B 群同服，連服 7 天，隔 7 天後再繼續服 7 天即可達到戒酒之效果。

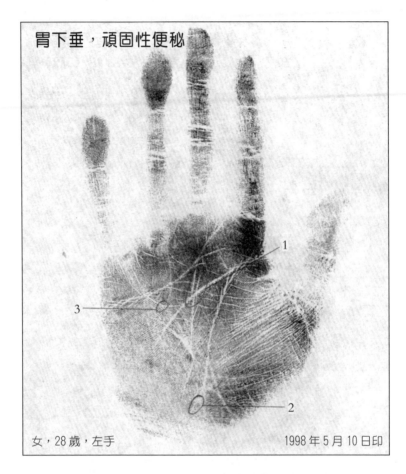

胃下垂，頑固性便秘

女，28歲，左手　　　　　　　　　1998年5月10日印

綜合分析：1. 雙手掌玉柱線呈羽毛球拍狀，提示胃下垂信號。2. 雙手掌均有明顯的便秘線。3. 左手掌無名指下腦線上生出一條支線走向小指根下，提示頸椎增生信號。

治療：1. 足部反射區按摩治便秘法（反射療法師羅孝明經驗）：取穴腎、輸尿管、膀胱、甲狀腺、胃、直腸、肛門反射區。手法以平補平瀉為主，直腸、肛門反射區可施以瀉法，此方法對便秘效佳。2. 口服中成藥：補中益氣丸治療胃下垂。

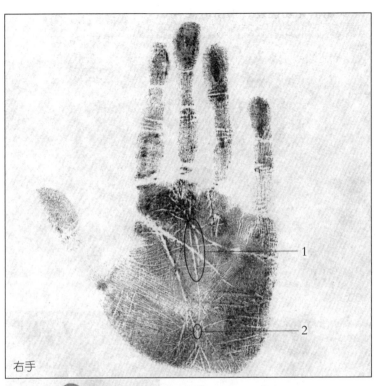

右手

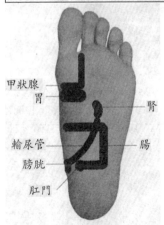

甲狀腺
胃
腎
輸尿管
腸
膀胱
肛門

足部反射區

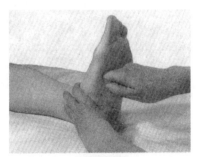

足部按摩

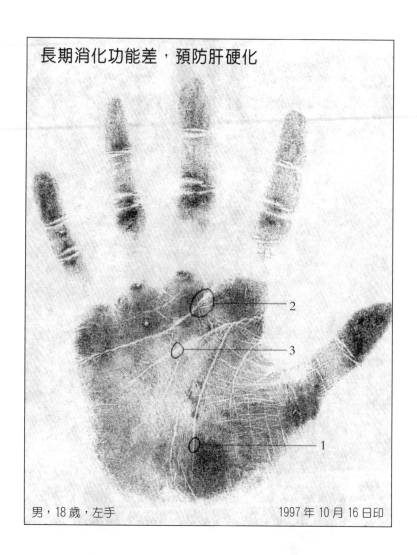

長期消化功能差，預防肝硬化

男，18歲，左手   1997 年 10 月 16 日印

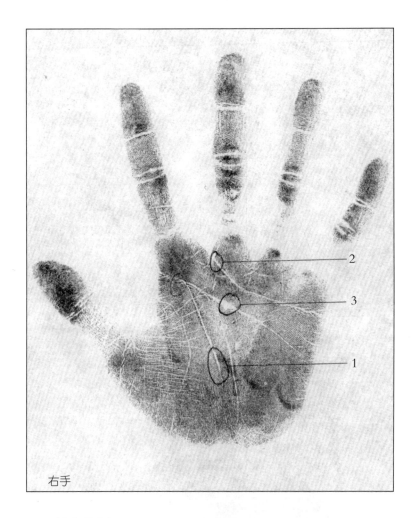

右手

　綜合分析：1. 左手本能線末端變細，右手本能線短，提示應預防肝硬化。2. 雙手感情線走流入食、中兩指縫內，提示此人長期消化功能差。3. 雙手腦線平直較長，提示此人古板，易患頭痛。

　建議：終生戒菸、戒酒養肝護肝，忌大怒。

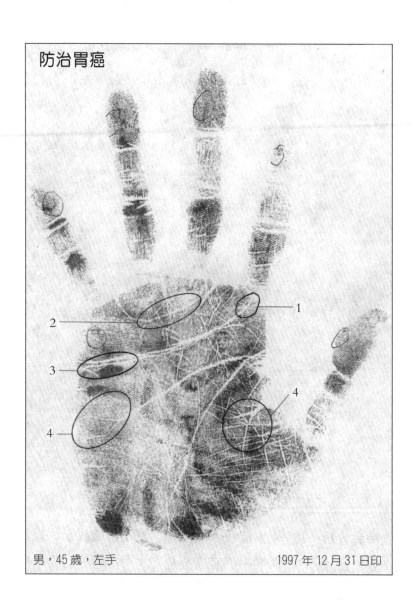

防治胃癌

男，45歲，左手

1997 年 12 月 31 日印

掌紋診病實例分析圖譜

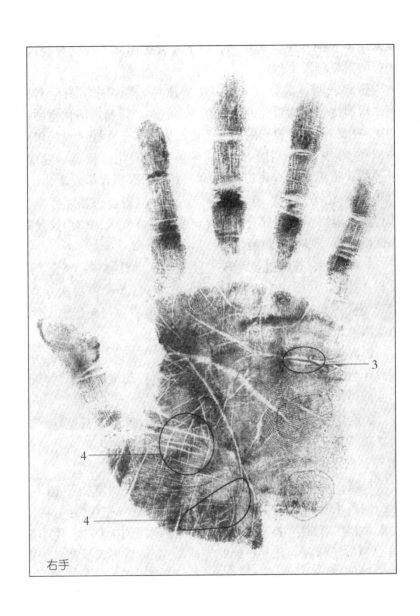

右手

綜合分析：1.左手感情線走到食指下異位，提示血壓不穩定。2.有明顯的過敏線，提示此人過敏體質。3.雙手小指下感情線上有狹長島紋，為中耳炎史。4.雙手震位均有明顯的大「田」字紋溝；左手又有雪梨線，線末端又有島紋；右手本能線末端向大拇指側上鉤走向，以上聯合提示此人應提高警惕，積極防治胃癌發生。

資料表明：部分胃癌可以由胃潰瘍惡變而來。有學者推測，胃潰瘍惡變為胃癌的幾率在 5%～10%。胃癌占消化道腫瘤的第一位，占全身癌瘤的第一二位，男性多於女性，發病年齡一般在 50 歲左右，比國外發病年齡要年輕化。只要早發現，早預防，胃癌是完全可以治癒的。手掌紋診病有早發現作用，對年齡在 40 歲以上，有多年胃潰瘍、慢性胃炎、萎縮性胃炎等胃疾患者，最近胃部有各種疼痛或不適症狀者，應建議及時去醫院做進一步檢查防治。

1. 胃潰瘍、胃酸過多驗方：gq 裝煆牡蠣、海螵蛸各 15克，浙貝母 12 克，共研細末，溫開水沖服，每日 3 次，每次 9 克。②雞蛋殼適量。炒黃研為細末，溫開水送服，每頓飯前一次。每次服一個蛋殼量。

2. 胃痛驗方：主治胃痛日久、體虛、食少、消瘦。處方：豬肚 1 件，胡椒 10 粒，生薑 5 片，用法：胡椒、生薑放豬肚內，燉爛，分早晚飯時吃。

3. 治療胃癌經驗方（衛朝豐）：黨參、黃芪、石見穿、白英、重樓各 15 克，仙鶴草、生薏苡仁、白花蛇舌草、龍葵各 30 克，白朮、甘草各 10 克。每日 1 劑，水煎早晚分服。

加減：伴腹脹，納差者，加莪朮、枳殼、川厚朴各 10克，焦三仙各 15 克。伴嘔吐者，加代赭石 30 克（先煎 30分鐘），生麥芽、生穀芽各 15 克，竹茹 15 克，生薑 10 大片，生半夏 10 克（後三味宜與代赭石同時先煎 30 分鐘後再入他藥，繼煎 30 分鐘即可）。

十二、結腸炎

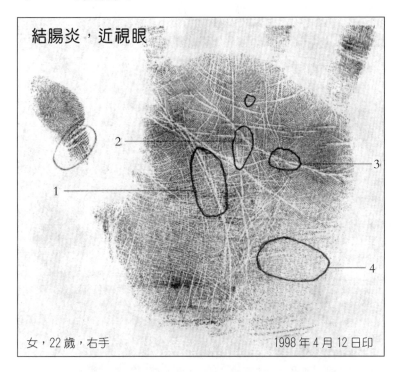

結腸炎，近視眼

2

1

3

4

女，22 歲，右手　　　　　　　　1998 年 4 月 12 日印

　　綜合分析：1. 本能線內側有細長副線，提示腸炎、慢性腹瀉。2. 玉柱線呈羽毛球拍狀，提示胃下垂信號。3. 無名指下感情線上有小眼島紋，提示近視眼。4. 月丘有放縱線，提示失眠、多夢信號。

　　治療：1. 急性腸炎：以西藥瀉痢停、氟呱酸之類口服。2. 外治腹瀉方（徐秉賢醫師提供方）：肉桂、蒼朮、乾薑、白胡椒、吳茱萸、五倍子各 5 克，丁香、白芥子、陳皮各 3 克。上藥烘乾研末，每日 1～2 次，每次 5 克，溫開水或清涼油拌成糊狀敷臍固定。

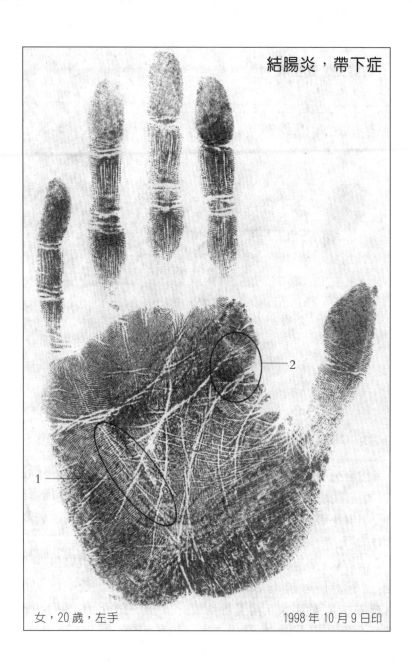

結腸炎，帶下症

2

1

女，20歲，左手

1998 年 10 月 9 日印

綜合分析：1. 左手非健康線呈梯狀紋，提示消化功能障礙、結腸炎信號。2. 本能線與腦線起端分開距離大，提示性格易於急躁，易患婦科炎症，白帶常常量多。

　　帶下病臨床治療經驗介紹：醫學家王孟英說：「帶下乃女子生而即有，津津常潤，本非病也。」但帶下的量、質、色、臭氣異常，並伴隨症狀者，都屬帶下病範疇，並見於生殖系統炎症和婦科腫瘤。臨床以健脾益腎或健脾化濕、清熱止帶為基本治法。

　　帶下色黃，質稠，為濕熱所傷。色黃有泡沫，或結成白塊，為毒邪內侵。色白有氣泡狀者，多為滴蟲所致。帶多清稀而滑，多與脾虛有關。帶量大清稀如水，多為腎虛所致。帶黃、舌根黃而厚膩，多為近期情緒激動，濕熱下注所致。50歲以後女性停經後帶下量反而增多，兼紅帶，性生活後陰道出血者，多為婦科惡變病所致。

　　臨床應用經方治帶症，每每奏效。

　　處方1：炒白朮60克，澤瀉20克，水煎服。功效：偏重健脾治帶症。

　　處方2：澤瀉30克，生白朮15克，水煎服。功效：偏重利濕治帶症。朱良春：澤瀉藥用30克以上（湯劑）量大，可以通大便。

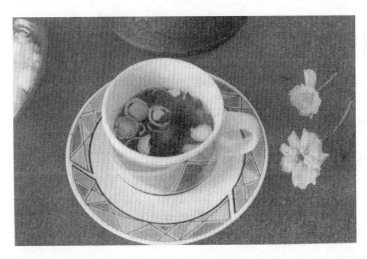

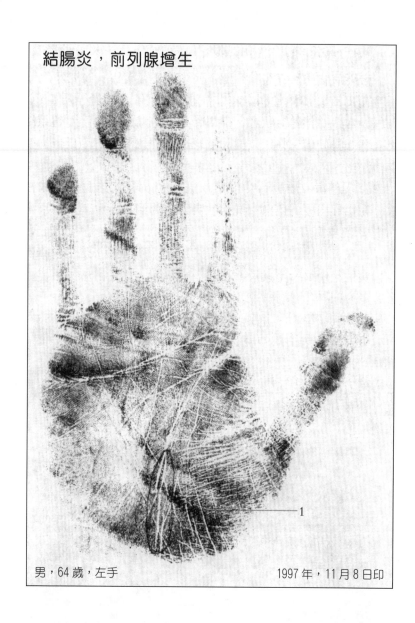

結腸炎，前列腺增生

1

男，64歲，左手

1997 年，11 月 8 日印

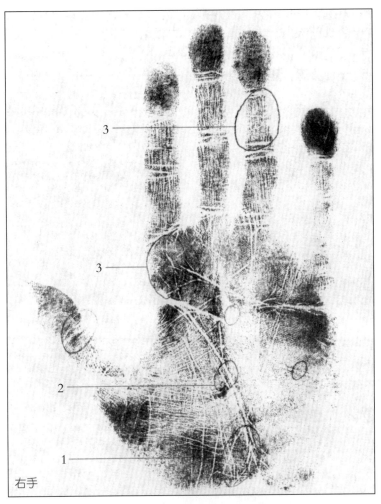

右手

綜合分析：1. 雙手掌本能線末端均有島紋，提示前列腺增生信號。2. 右手本能線內側有細長副線，提示慢性腹瀉信號。3. 右手巽位紋亂；無名指比其他手指細弱，提示膽囊結石症信號。

治慢性腹瀉經驗方（筆者經驗方）：炒山藥、炒澤瀉各30克，炒神曲、補骨脂各15克，肉桂6克，桂枝10克。水煎服，每日1劑。

十三、慢性腹瀉

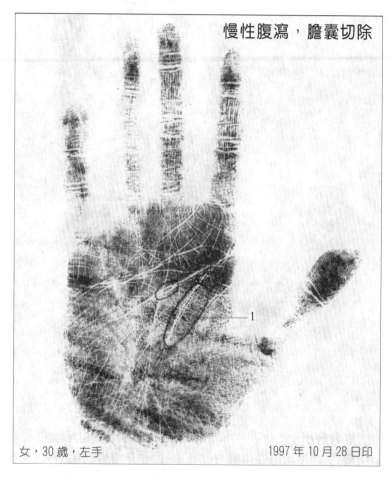

慢性腹瀉，膽囊切除

1

女，30歲，左手　　　　　　　　　　1997 年 10 月 28 日印

　　綜合分析： 1. 本能線內側有平行副線，提示慢性腹瀉史。2. 右手掌本能線末端有一大島紋，提示附件炎、腰腿痛信號。3. 右手掌異位有「田」字紋，皮厚，提示此人患膽結石。據查膽囊已切除。

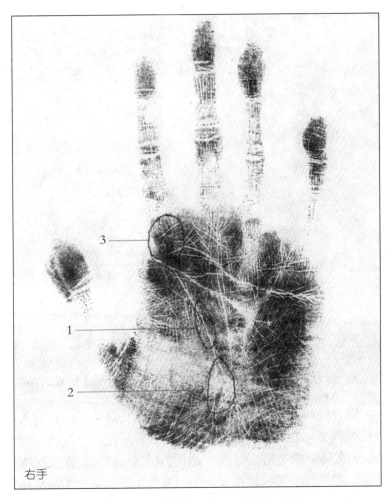

右手

　　穴位注射方治療急慢性腸炎、泄瀉：維生素 B_1 100 毫克，用 7 號針頭在患者雙側足三里穴注射，有針感時推入藥水，1 日 1 次，5 天為 1 療程。筆者注：此方法不可自行使用，需由有經驗的臨床醫生應用。

　　預防：忌酒、生冷食物，注意腹部保暖。

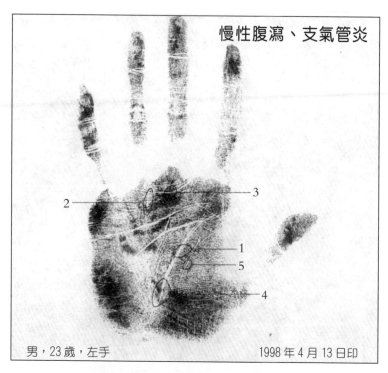

慢性腹瀉、支氣管炎

2

3

1

5

4

男，23歲，左手　　　　　1998 年 4 月 13 日印

綜合分析：1. 左手掌本能線內側有細長副線，提示此人有慢性腹瀉史。2. 太陽線呈「丰」字紋，提示此人有慢性氣管炎史。3. 有明顯的過敏線，提示此人為過敏體質。4. 本能線末端變細，提示此人有腦中風家族史（其伯父、姑姑均為腦中風後遺症）。5. 本能線內側稍遠處有長的細平行線，提示此人有手指麻痹信號。

1. 單驗方治療慢性腹瀉：gq 裂茜草根炒炭研成細末，加等量紅糖。每日 3 次飯前服。每次最佳量 9 克。l 週為 1 療程。②巴豆炒焦冒盡油煙後，同蜂蠟等量拌勻裝成膠囊或做成丸藥內服，治腹痛即瀉效佳。每次 3～6 粒。每日 3 次飯前服用。

2. 食療法：將大蘋果 1 枚，用爐火烤熟，每日空腹服1～2枚，次日大便即可成形。

十四、肝部疾病

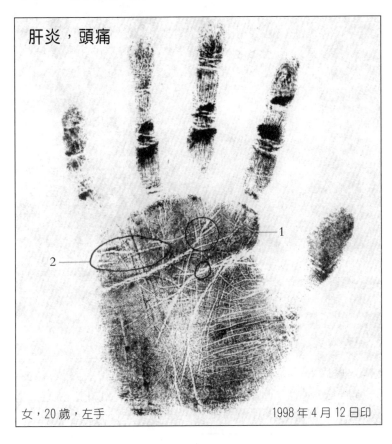

肝炎，頭痛

2 ——

—— 1

女，20歲，左手

1998 年 4 月 12 日印

　　綜合分析：1. 雙手均有肝分線，左手肝分線又被豎干擾線干擾，提示正患肝炎。2. 右手腦線上有大島紋，腦線又被干擾線干擾，提示眩暈、頭痛。

　　治療：1. 治療慢性遷延型 B 肝經驗方（山西萬榮第二人民醫院衛朝豐主治醫師獻方）：沙參、半支蓮、淫羊藿、黃精、生地、黃芪、澤蘭、虎杖、紫草各 15 克，白芍、丹皮、桑寄生、石斛、赤芍、丹參、女貞子、枸杞子、紅花、

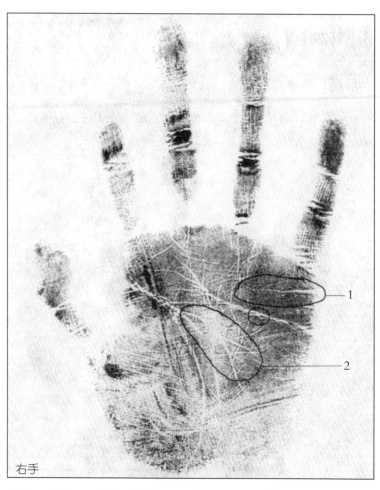

右手

桃仁、當歸、白朮、鬱金、生甘草各9克，生薑3片，大棗
3枚。每日1劑，水煎早晚分服。2.治療慢性活動型B肝經
驗方（衛朝豐）：生地、半支蓮、茵陳、山藥、白花蛇舌草
各15克，丹參、沙參、川楝子、柴胡、白芍、虎杖、龍膽
草、板藍根、黃芩、鬱金、桑寄生、黃精、丹皮、赤芍、白
朮、香附、澤蘭、紫草、甘草各9克，生薑3片，大棗3
枚。每日1劑，水煎早晚分服。

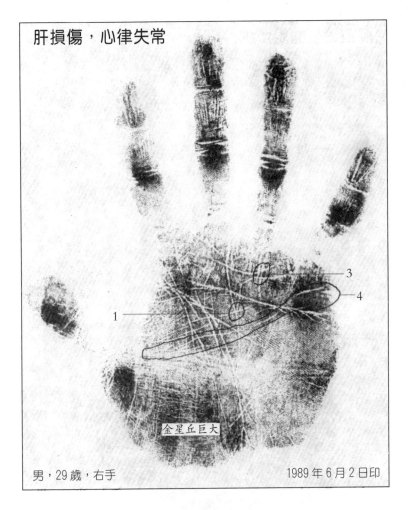

肝損傷，心律失常

金星丘巨大

男，29歲，右手　　　　　　　　　　1989年6月2日印

　　綜合分析： 1. 右手掌方庭有明顯的「十」字紋，提示心律失常。2. 金星丘巨大；本能線有長的副線，提示性功能強。3. 太陽線呈「井」字紋，提示血壓偏低信號。4. 有變異的肝分線，此人有幾次過量飲酒導致吐血，提示肝損傷。

　　建議： 戒酒。酒精肝損傷，用清開靈注射液效佳。

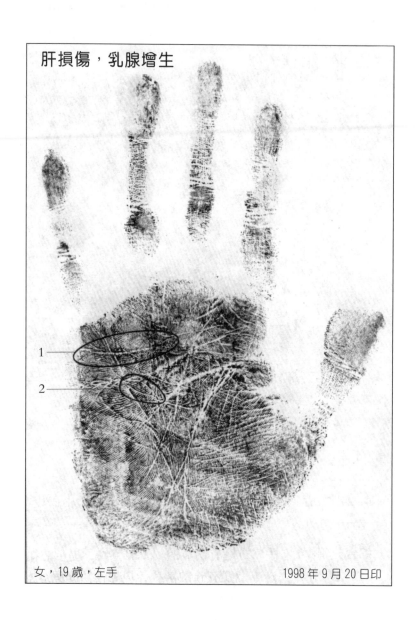

肝損傷，乳腺增生

1

2

女，19 歲，左手

1998 年 9 月 20 日印

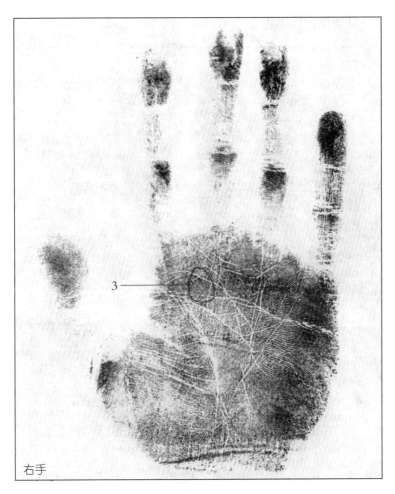

右手

　綜合分析：1. 左手有明顯的肝分線，提示幼年肝炎史。2. 左手無名指下方庭有葉狀島紋，提示乳腺增生信號。3. 右手感情線末端下彎行到腦線起點處，提示神經衰弱信號。

　乳腺增生治療（《四川中醫》）：丹參 25 克，雞血藤 20克，元胡 15 克，赤芍、當歸、川芎、牛膝、枳殼、鬱金各 12克，桃仁、柴胡各 10 克。水煎服，每 2 天 1 劑。10 天為 1 療程。主治乳房囊性增生病。

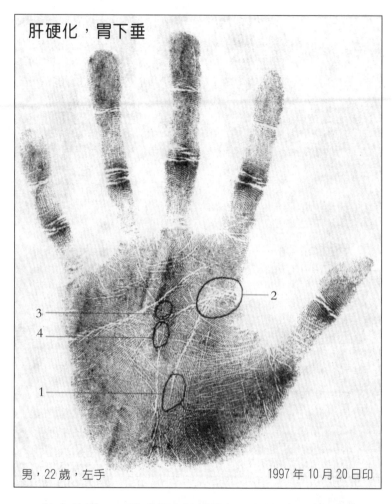

肝硬化，胃下垂

3

4

2

1

男，22 歲，左手

1997 年 10 月 20 日印

綜合分析：1. 雙手掌本能線均短，提示應預防肝硬化。
2. 雙手本能線與腦線起點交匯處呈織狀菱形紋理，提示幼年遺尿史。3. 雙手掌方庭均有明顯的「十」字紋，提示心律失常信號。4. 左手掌玉柱線呈羽毛球拍狀，提示胃下垂信號。

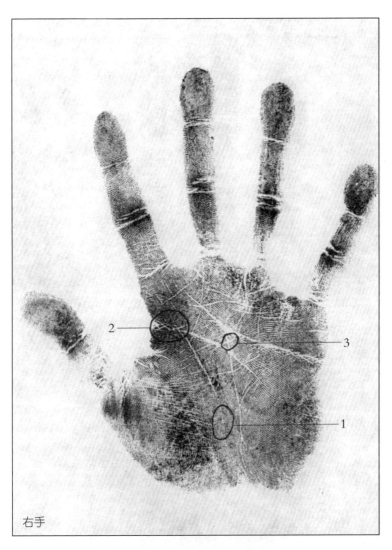

右手

治療：黨參、當歸、茯苓各 15 克，黃芪、白朮各 9 克，瓦楞子 30 克，半支蓮 60 克。水煎服，每日 1 劑，日分 2 次內服。主治肝硬化後出現的脇痛神疲、面黃消瘦，或有鄰近淋巴結轉移伴有腹水者。

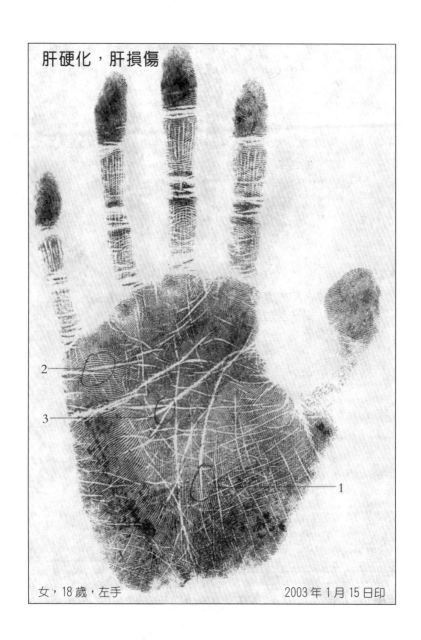

肝硬化，肝損傷

2

3

1

女，18歲，左手　　　　　　　　　　2003 年 1 月 15 日印

掌紋診病實例分析圖譜

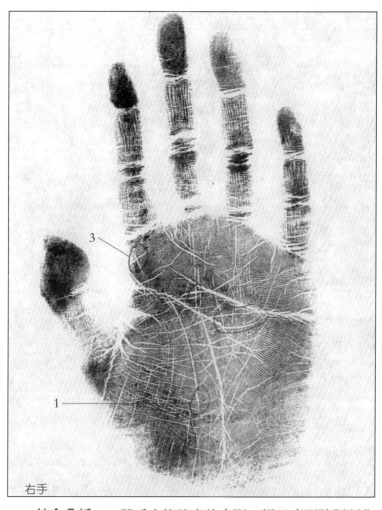

右手

綜合分析：1.雙手本能線突然中斷，提示應預防肝硬化（其奶奶患肝硬化去世，哥哥目前一直患肝病）。2.左手有明顯的肝分線，提示肝損傷史。3.右手異位有明顯的「十」字紋，提示膽囊疾患。

外治肝硬化腹水經驗方：輕粉 1.5 克，巴豆霜 3 克。放在 4～5 層紗布上敷臍。經 1～2 小時後感到癢時取下，待水瀉。

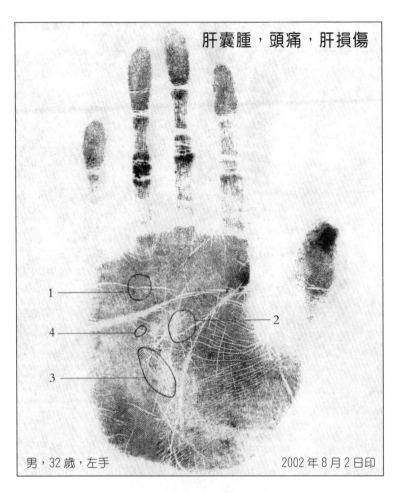

肝囊腫，頭痛，肝損傷

1
4
3
2

男，32 歲，左手   2002 年 8 月 2 日印

　　綜合分析：1. 左手有明顯的肝分線，提示肝損傷。2. 雙手腦線斷裂，提示頭部受傷史，頭痛信號。3. 左手非健康線中部有島紋，提示肝囊腫信號（後被醫院檢查證實）。4. 腦線末端有一條支線上行小指方向，提示頸椎病信號。5. 右手異位有明顯的「井」字紋符號，提示膽囊疾患信號。6. 右手方庭有明顯的貫橋線，提示心臟功能障礙。

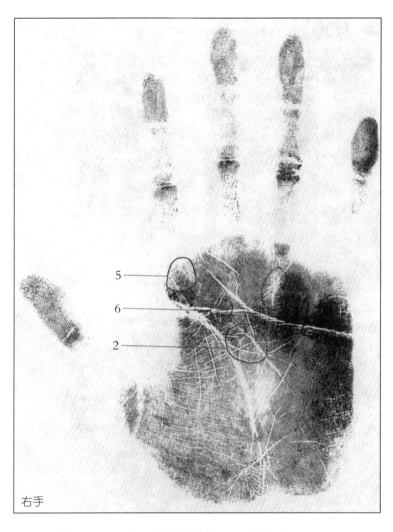

右手

消遙散加減治療肝損傷：柴胡、當歸、白芍、白朮、白茯苓各 10 克，炙甘草 6 克，煨薑 3 片，薄荷 3 克。水煎服，日 1 劑。主治慢性肝炎、早期肝硬化，肝損傷。

筆者注：大量過量飲酒，先腐胃後爛肝，又對心腦血管有損傷。

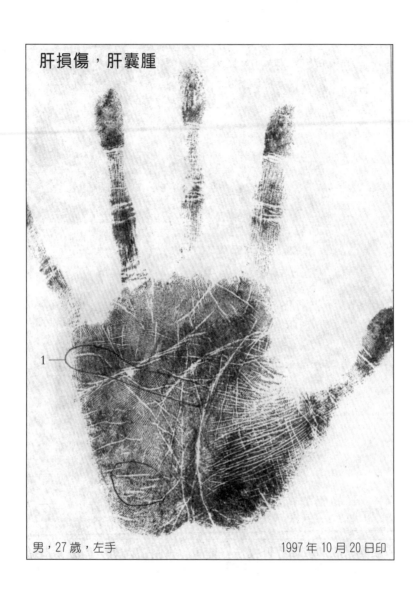

肝損傷，肝囊腫

1

男，27歲，左手　　　　　　　　　　　1997 年 10 月 20 日印

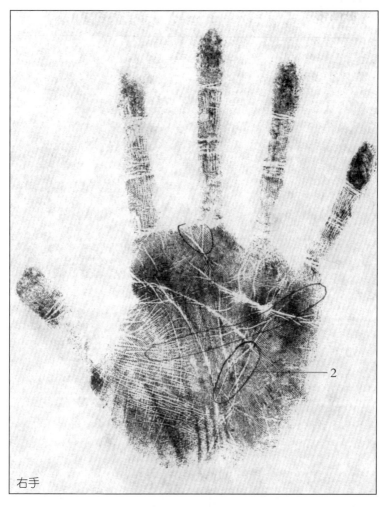

右手

2

綜合分析：1. 雙手掌均有變異的肝分線，提示肝損傷史（此人有常常飲酒之惡習）。2. 右手非健康線上有島紋，提示有肝囊腫先兆。

治療：1. 醒酒方：直刺素髎穴在鼻尖正中（仰臥），用針直刺 0.2 寸，輕微刺激，用瀉法，即可取效。主治醉酒、一氧化碳中毒。2. 口服中成藥逍遙丸。3. 戒酒養肝。

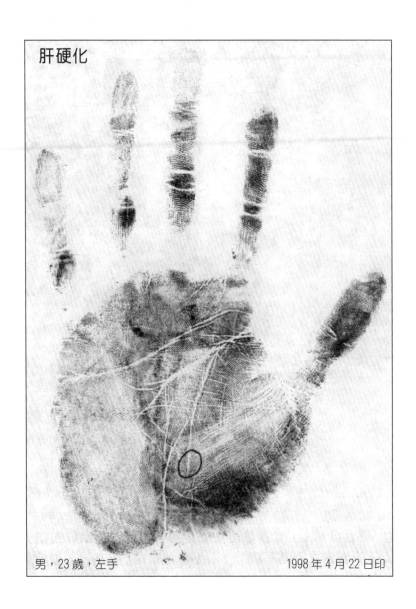

肝硬化

男，23歲，左手   1998 年 4 月 22 日印

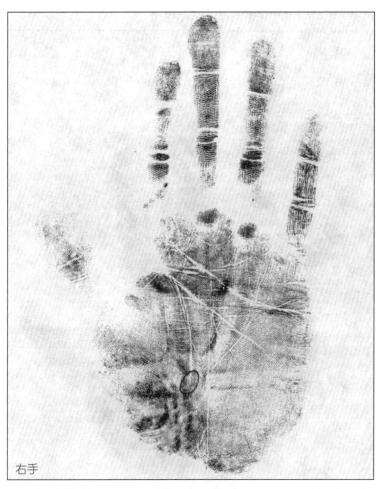

右手

綜合分析：雙手本能線均突然中斷，提示應預防肝硬化。

治療肝硬化經驗方（衛朝豐）：丹參、川大黃各 12克，桃仁、土鱉蟲、當歸、川芎、赤芍、紅花、元胡、鬱金、陳皮、廣木香各 10 克。每日 1 劑，水煎早晚分服。

加減：大便不實者，去大黃、桃仁、當歸，加白朮、白扁豆各 10 克。食慾不佳者，加焦三仙各 15 克。伴噁心欲吐者，加半夏 10 克，生薑 3 片，大棗 3 枚。

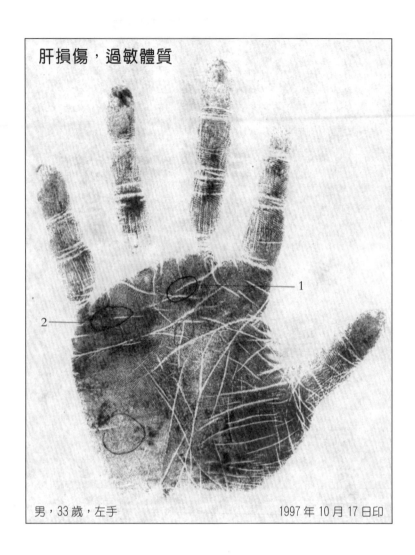

肝損傷，過敏體質

男，33歲，左手   1997 年 10 月 17 日印

掌紋診病實例分析圖譜

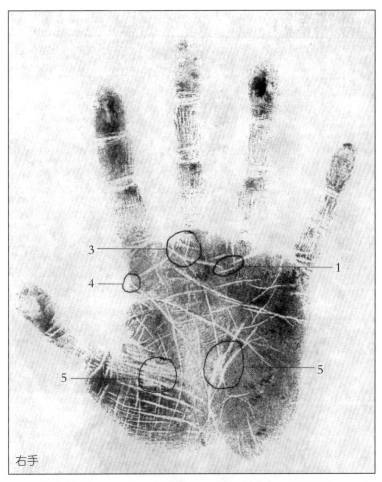

右手

　　綜合分析：1.雙手掌均有金星環，提示過敏體質。2.左手有肝分線，提示肝損傷史。3.右手食、中二指縫下掌面處有方形紋符號，提示鼻炎已久。4.右手異位有明顯的「十」字紋，提示膽囊疾患。5.雙手震位有橫凹溝；右手又有雙條明顯的非健康線，提示肝胃同病。

　　建議：戒酒是保肝的最佳方法。

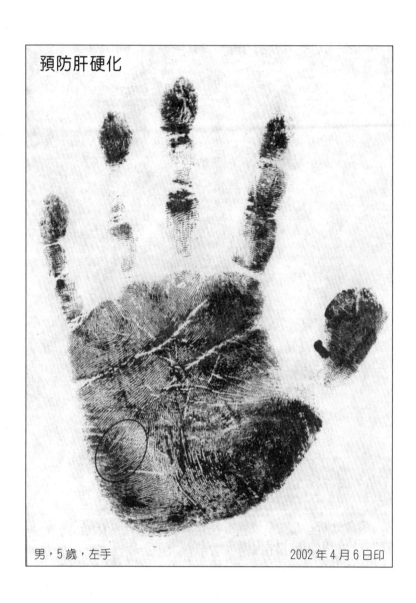

預防肝硬化

男，5歲，左手　　　　　　　　2002年4月6日印

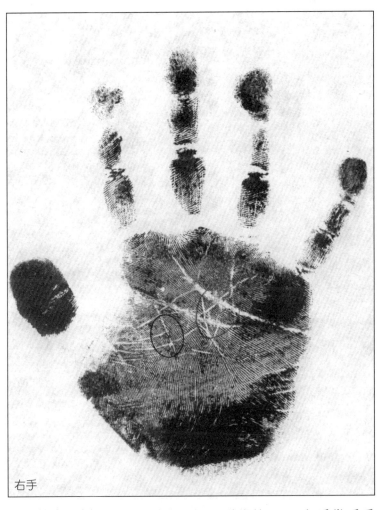

右手

綜合分析：（2002 年 4 月 6 日印圖）。1. 左手幾乎看不清生命線。月丘又有指腹樣馬蹄紋。2. 右手生命線細弱短且有干擾線。腦線上彎而行使方庭狹小，提示應預防肝硬化。此患者幼兒時曾因嚴重肺炎導致幾次生命垂危。

　　注：此墨印掌紋為沒有用紙巾擦乾手汗印之效果。

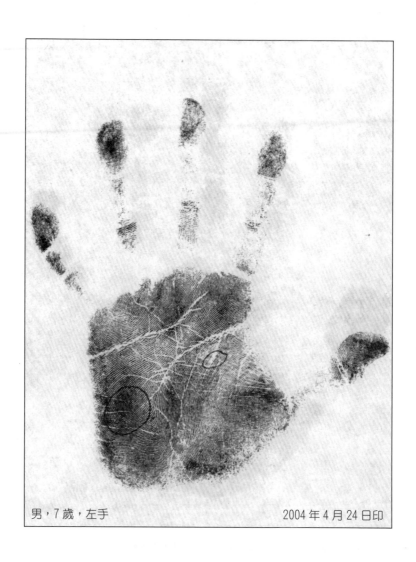

男，7歲，左手　　　　　　　　　　　　　2004 年 4 月 24 日印

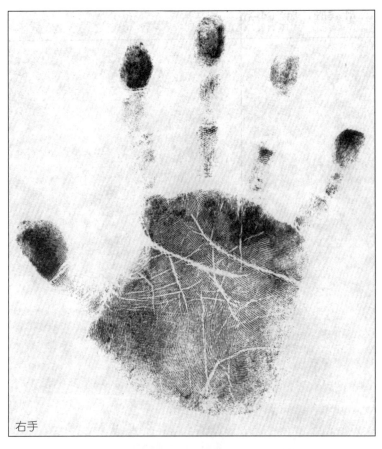

右手

　綜合分析：（2004 年 4 月 24 日追蹤墨印掌紋）左手與前兩年相比逐漸長出短短的生命線。此患者家族先後有 4 人患肝硬化均在 40 歲左右去世。當時建議家長及小孩，終生要忌菸忌酒以保肝養肝。

　注：此雙手墨印掌紋為用紙巾擦乾手汗印之效果。

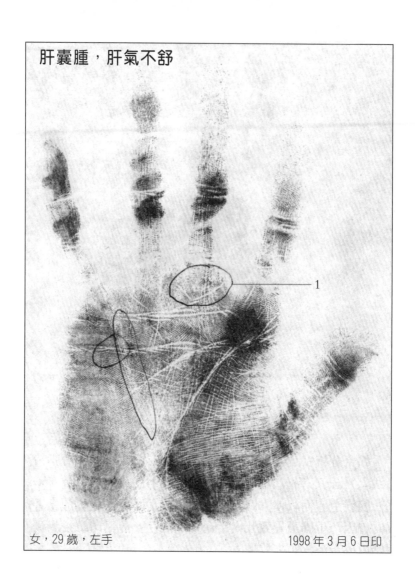

肝囊腫，肝氣不舒

1

女，29歲，左手　　　　　　　　　1998 年 3 月 6 日印

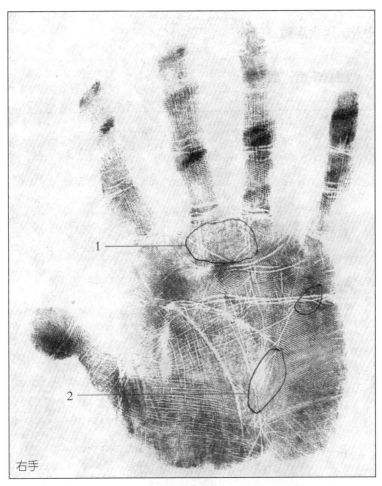

右手

綜合分析：1. 雙手中指下均有土星環，提示此人近期有內心壓力（參見第一章土星環說明），肝氣不舒。2. 右手非健康線上有島紋，提示肝有小囊腫信號。

掌紋醫師凡遇到有土星環的人，尤其是女性，應建議口服中成藥逍遙丸。同時要安慰病人，思想要開朗，心情要愉快，遇到不順心之事要正確對待。

十五、膽囊疾病

膽囊疾病，便秘

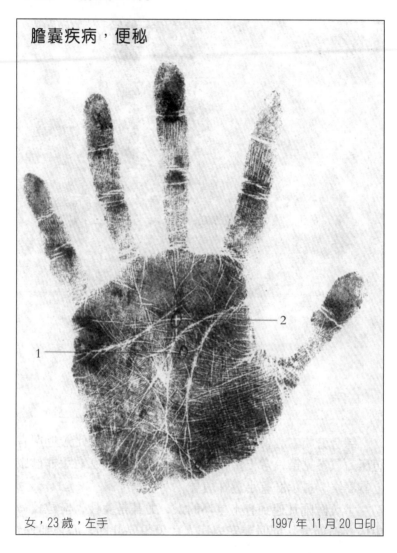

女，23歲，左手   1997 年 11 月 20 日印

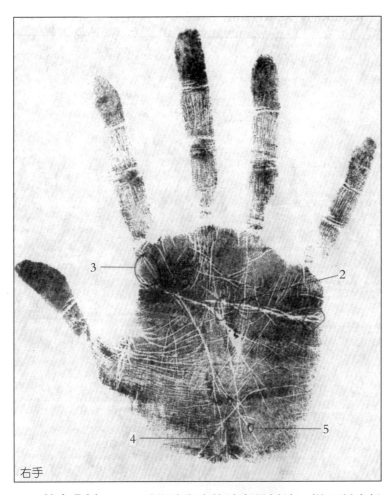

右手

綜合分析：1. 左手腦線與本能線有貫橋線，提示頭痛信號。

2. 雙手方庭均有「十」字紋，提示心律不整。3. 右手異位有「井」字紋，提示膽結石信號，臨床發現此病有遺傳傾向，此人奶奶、父親和姑姑均因膽結石已將膽囊切除。4. 雙手本能線末端均有斜樣干擾線，提示此人從幼年就喜愛美術之類，但隨著年齡增長易患腰痛。5. 右手有長的便秘線。

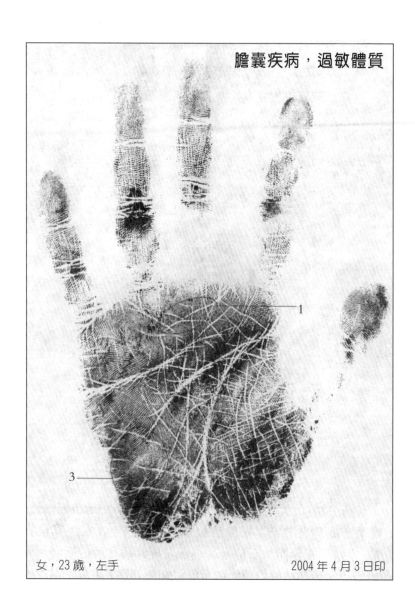

膽囊疾病，過敏體質

1

3

女，23歲，左手

2004 年 4 月 3 日印

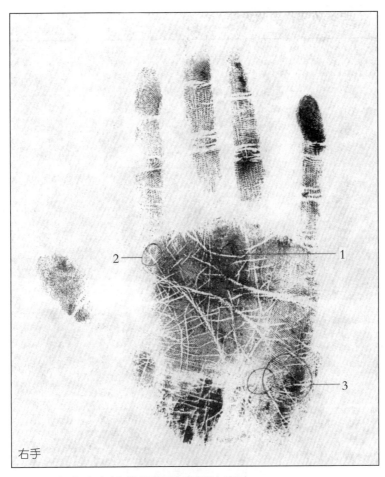

右手

以上病症參見其他同種病例治療法。

綜合分析： 1. 雙手均有金星環，提示此人為過敏體質。2. 右手掌巽位有「十」字紋，提示膽囊疾患。3. 雙手掌月丘有指腹樣馬蹄紋，提示抗病能力、免疫力、運動耐力差。

治療慢性膽囊炎（《新中醫》）： 青黛 10 克，梔子 10克，黃芩 10 克，青蒿 12 克，柴胡 12 克，川楝子 12 克，元胡 12 克，大青葉 15 克，茵陳 15 克，連翹 15 克，金銀花15 克。每日 1 劑，水煎早晚分服。

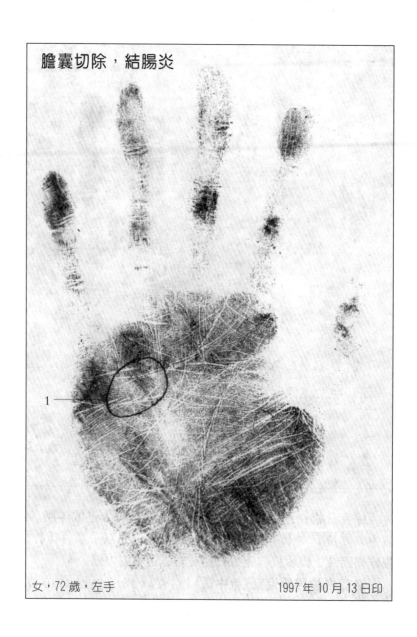

膽囊切除，結腸炎

1

女，72歲，左手

1997 年 10 月 13 日印

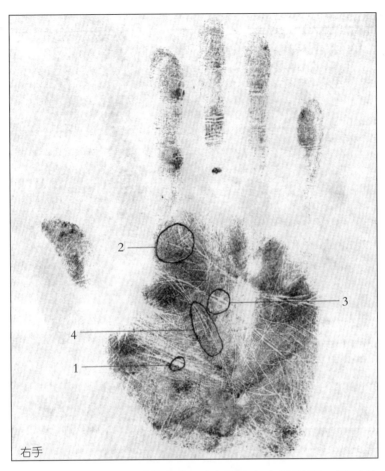

右手

綜合分析：1. 左手無名指下感情線有大的斷裂，提示幼年大病史。2. 右手巽位有明顯的「田」字紋，並此位皮厚，提示膽囊已切除。3. 右手腦線中央有島紋，提示視神經障礙。4. 右手本能線內側有狹長細副線，提示此人患慢性腹瀉。

慢性瀉泄方：仙鶴草 60 克，木香 9 克，川黃連 6 克（9克黃連長於瀉火解毒，6 克長於燥濕理中，3 克以下長於苦味健胃），石菖蒲 12 克，蟬蛻 10 克，桔梗 10 克。水煎服，日1劑。

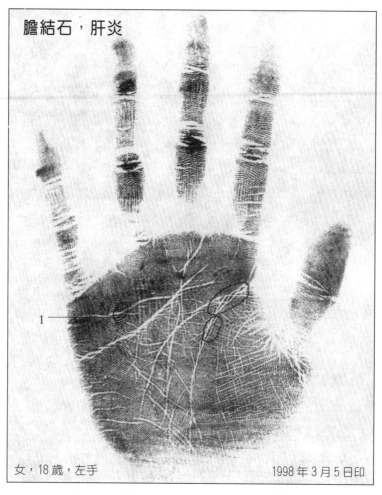

膽結石，肝炎

1

女，18歲，左手　　　　　　　　　　1998 年 3 月 5 日印

綜合分析：1. 雙手均有肝分線，提示幼年肝炎史或有肝損傷史。2. 右手巽位有明顯的「十」字紋，十手指第二節指節紋發青黑色，對應手指背處也發褐色；此人臉下部較寬，呈梯形臉。患者來筆者處看皮膚病時，建議去醫院檢查，被西安醫科大學第一附屬醫院檢查證實患膽結石（其母親也患過膽結石）。

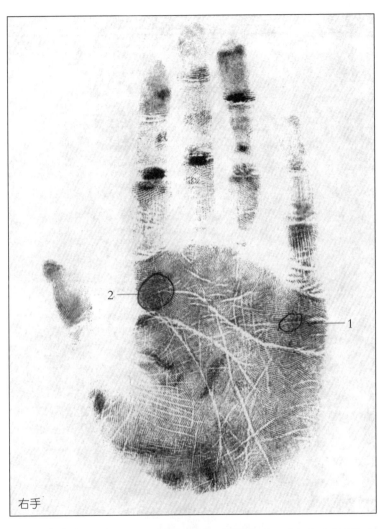

右手

　　膽囊炎、膽結石所致急性腹痛外治法：讓患者側臥在床，點燃艾條距神闕穴（肚臍）1～2 寸不停旋轉，使病患以能忍受的熱力為度，每次灸 15 分鐘即可，治療後有效者疼痛多在 3 分鐘內緩解，5 分鐘內消失；一般半年以上未見復發（《中醫臍療大全》）。

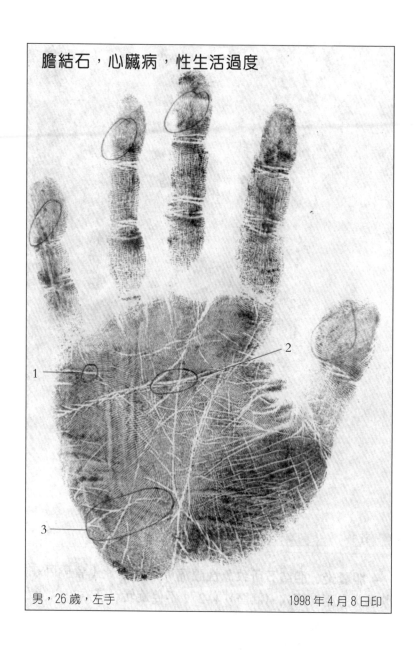

膽結石，心臟病，性生活過度

男，26歲，左手

1998 年 4 月 8 日印

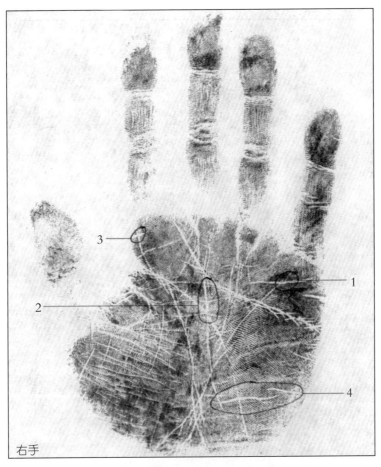

右手

綜合分析：1. 雙手掌均有肝分線，提示肝損傷史。2. 雙手掌方庭均有「十」「丰」字紋，提示心臟病信號。3. 右手掌巽位有明顯的「十」字紋，提示膽結石。4. 雙手掌月丘處放縱線呈「十」字紋，提示性生活過度。

寧心湯（《遼寧中醫雜誌》）：孩兒參、丹參、茯苓、赤芍、白芍、生地、桃仁各 9 克，當歸 6 克，廣木香、紅花各 5 克，川芎、陳皮、甘草各 3 克。每日 1 劑，水煎服。主治冠心病。

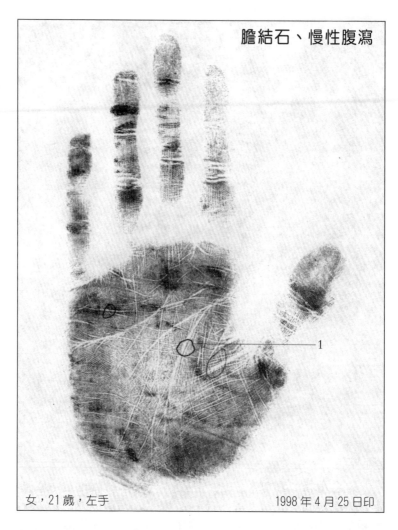

膽結石、慢性腹瀉

女，21歲，左手　　　　　　　　　　1998 年 4 月 25 日印

　　綜合分析：1. 雙手本能線內側均有副線，提示此人慢性腹瀉史，只要吃了涼食物就會拉肚子。2. 右手無名指下太陽線呈「井」字紋，提示血壓偏低信號。3. 右手巽位有「十」字紋，提示膽囊疾患信號。

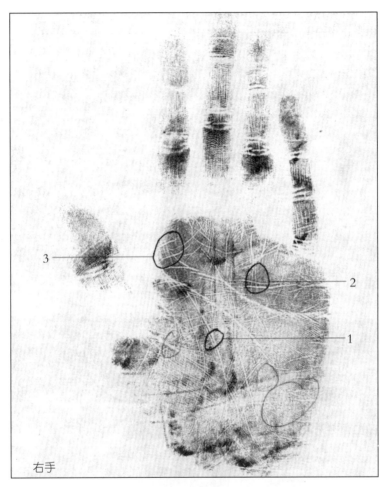

右手

治療：1. 慢性腹瀉食療法：芡實、百合各 50 克。放入米粥內熬成稀飯，主治脾虛引起泄瀉。

2. 推拿治療法（北京徐秉賢醫師經驗）：①患者仰臥在床，以自己手掌順時針方向推摩腹部 30 次。每日 2～3 次，2 週為 1 療程。②患者仰臥在床，以自己手掌心揉摩臍部，順時針、逆時針各 30次。每日 2～3 次，每次 5 分鐘最佳，以腹部發熱為度。

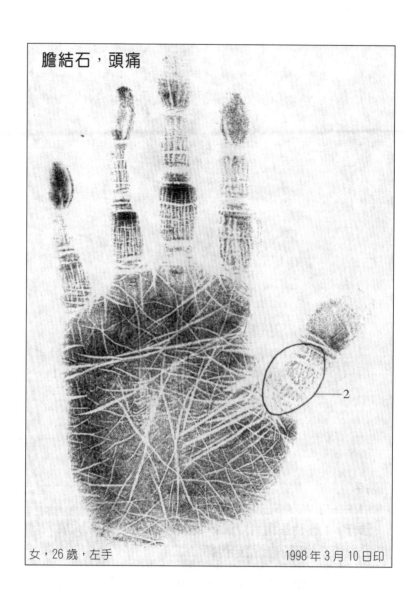

膽結石，頭痛

2

女，26歲，左手

1998年3月10日印

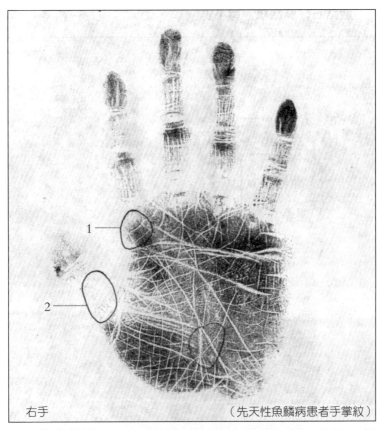

右手　　　　　　　　　　　（先天性魚鱗病患者手掌紋）

　　綜合分析：1. 右手巽位有「田」字紋，提示膽結石信號。2. 雙手大拇指第二節掌指面紋雜亂有「十」字紋，提示頭痛信號。

　　治療：通用膽道排石湯（《中醫雜誌》呂敬江）：茵陳 25～50 克，鬱金 10～15 克，柴胡、黃芩、枳殼、木香、大黃（後下）10 克。水煎服，每日 1 劑。飯後溫服，病重者日 2 劑，日夜服。主治膽囊結石症。

　　預防：膽囊疾病患者忌食花生米、雞蛋、酸性水果，因酸性收斂，能使膽道的括約肌收縮而誘發膽囊病加重。膽囊切除後要長期保持大便通暢。

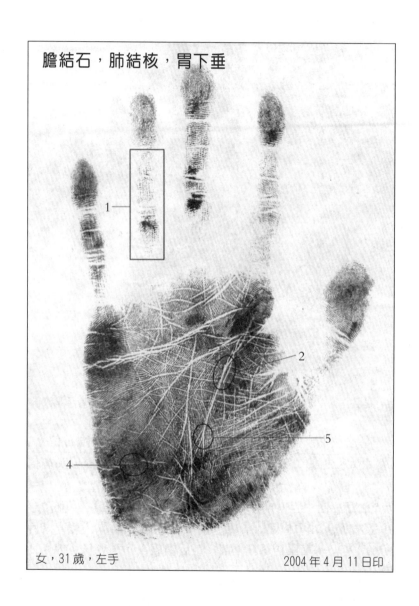

膽結石，肺結核，胃下垂

1

2

5

4

女，31歲，左手

2004 年 4 月 11 日印

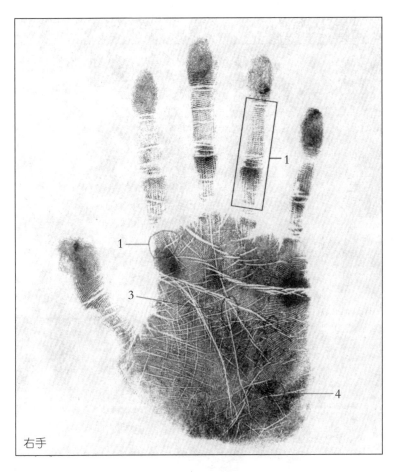

右手

綜合分析：1. 雙手無名指細瘦弱；右手巽位有明顯的「十」字紋，提示膽結石症。2. 左手本能線上端有明顯的長島紋，提示肺結核史。3. 右手玉柱線頂端有羽毛球拍狀島紋，提示胃下垂信號。4. 雙手月丘均有放縱線，提示多夢信號。5. 左手本能線末端分小叉紋，提示有腦出血病家族史。

膽囊炎中醫治療（《四川中醫》）：蒲公英、金錢草各20克，柴胡、虎杖各15克，大黃、鬱金各12克，水煎服。每日1劑。主治：膽囊炎。

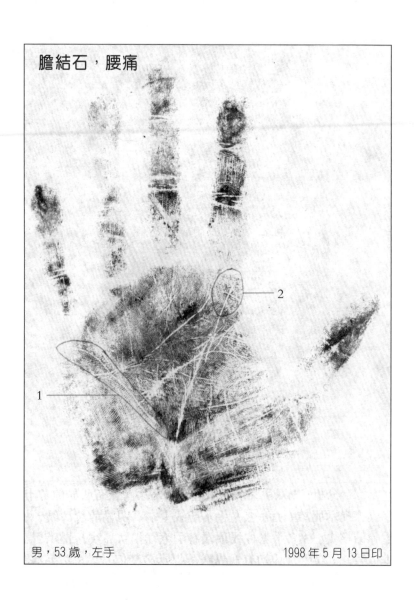

膽結石，腰痛

2

1

男，53 歲，左手　　　　　　　　1998 年 5 月 13 日印

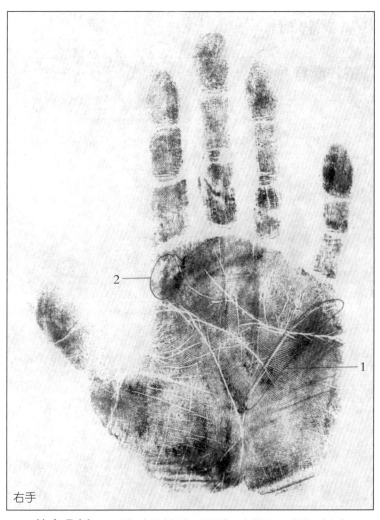

右手

綜合分析：1.雙手掌性線下彎走至掌心，提示腰痛。2.
左手掌巽位有明顯的「十」字紋，右手掌巽位光亮發紅，提
示膽結石信號，當天被西安醫科大學第一附屬醫院檢查所證
實。

建議此患者內服中藥治療膽結石無效時，應採取手術治
療。

十六、婦科疾病

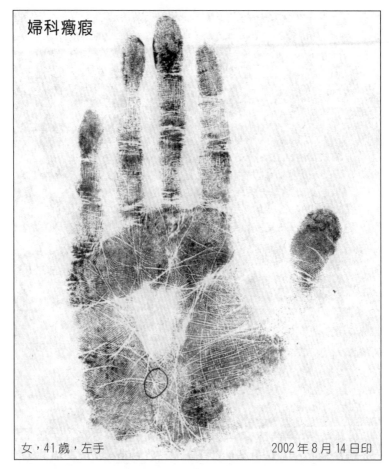

婦科癥瘕

女，41歲，左手

2002年8月14日印

　　綜合分析：雙手坎位均有「米」字紋；右手地丘處有「米」字紋，提示患有婦科癥瘕信號。實係婦人盆腔腫瘤，如子宮肌瘤、卵巢腫瘤、子宮頸癌等。

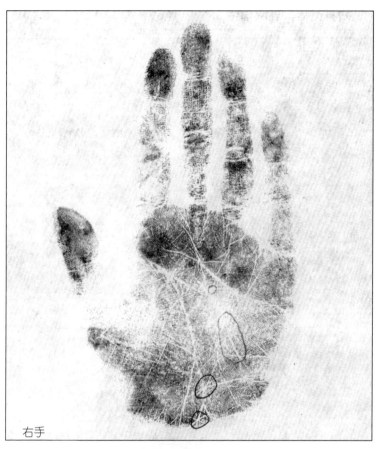

右手

治療：1. 氣滯癥瘕方：香棱方（《濟生方》）：木香、丁香、青皮、小茴香各 6 克，三棱、莪朮、枳殼、川楝子各 9 克。水煎服，每日 1 劑。主治：小腹脹滿，積塊不堅，推之可移，或上或下，時聚時散，痛無定處，苔薄潤，脈沉弦。

2. 血瘀癥瘕方：桂枝茯苓丸（《金匱要略》）：桂枝、茯苓、丹皮、赤芍、桃仁各等份。水煎服。每日 1 劑。主治：積塊堅硬，固定不移，疼痛拒按，面色晦黯，肌膚乏潤，月經延後，口乾欲飲，舌邊瘀點，脈沉澀。

3. 中成藥：大黃䗪蟲丸。

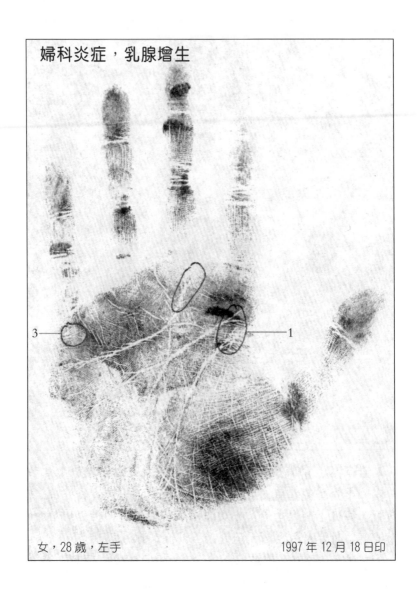

婦科炎症，乳腺增生

3 —

1

女，28歲，左手

1997 年 12 月 18 日印

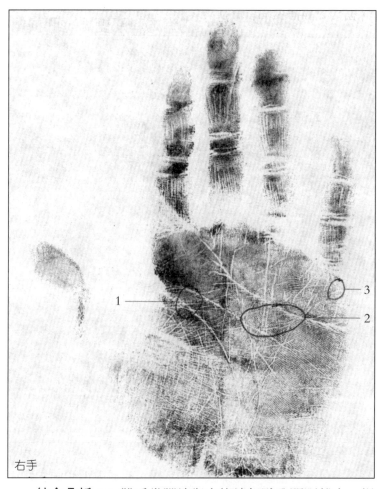

右手

綜合分析：1.雙手掌腦線與本能線起點分開距離大，提示此人易患婦科炎症。2.右手無名指下方庭有葉狀島紋，提示乳腺增生信號。3.左右手掌性線前端均分叉紋，提示夫妻性生活有障礙或有夫妻分居史。

婦科炎症食療法（《百病飲食自療》）：萆薢、金銀花各30克，綠豆60克。共煮成粥，加白糖適量飲湯。每日1劑，連服3～5天。

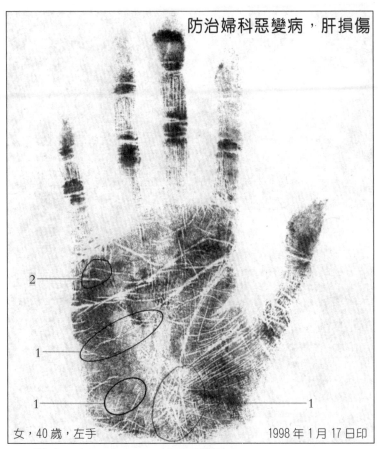

防治婦科惡變病，肝損傷

女，40歲，左手　　　　　　　　1998年1月17日印

綜合分析：1. 左手本能線末端地丘處呈花朵狀；又有雪梨線；月丘有指腹樣馬蹄紋，提示婦科有惡變病傾向，建議每3、6個月去醫院防癌普檢一次。2. 有肝分線，提示肝損傷史。

治療：宮頸癌湯（《福建中醫藥》）：生鱉甲、人參各20克，花椒12克。上共研細末，分成6包。每晚服一包，開水送下。連服3包後腹痛可減輕，連服24包為1療程。主治小腹脹滿，積塊堅硬，固定不移，疼痛拒按，月經延後。

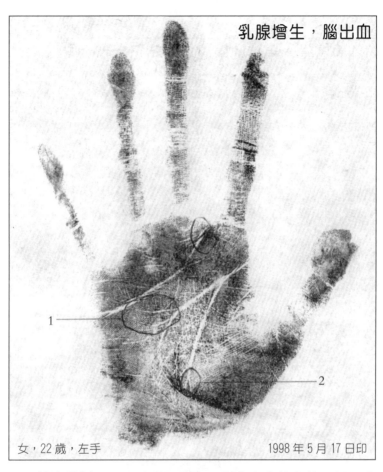

乳腺增生，腦出血

1

2

女，22歲，左手 　　　　　　　　　1998 年 5 月 17 日印

綜合分析：1.左手掌無名指下方庭有葉狀島紋，提示乳腺增生信號。2.本能線較短而末端分小叉紋，提示應預防腦出血。

治療：乳腺增生方（《臨床奇效新方》）：柴胡、白尤、鬱金、香附、元胡、瓜蔞皮各 12 克，茯苓、莪朮各 15 克，當歸 10 克，橘核 10 克，炙甘草 6 克。每日 l 劑，水煎服。主治乳腺增生。

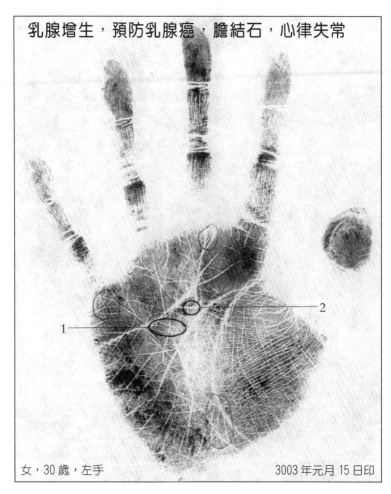

乳腺增生，預防乳腺癌，膽結石，心律失常

女，30歲，左手　　　　　　　　　　3003年元月15日印

　　綜合分析：1. 雙手掌無名指下方庭有葉狀島紋，提示乳腺增生信號，左手島紋邊線有延長線，並有走向大拇指掌面傾向。提示應定期檢查，預防乳腺癌發生。2. 雙手方庭有明顯的「十」字紋，提示心律失常信號。3. 右手異位有明顯的「田」字紋，提示膽結石症。

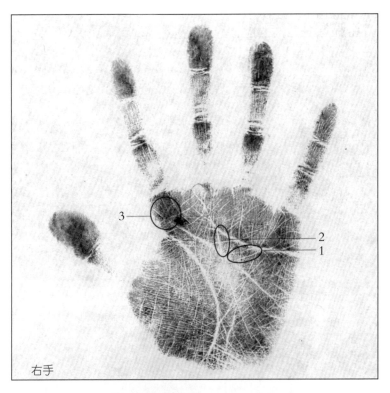

右手

治療：1. 中醫治療乳腺增生：蒲公英、白花蛇舌草、當歸各 30 克，天龍、炒穿山甲、醋炒香附、瓜蔞根、浙貝母、柴胡、丹參各 15 克，生甘草 9 克。水煎服，每日 1 劑，15 劑為 1 療程，臨床效果理想。

2. 乳腺癌中醫治療：

（1）消癌散方：全蠍、蛇蛻、露蜂房各等量。共研細末，裝入 0 號膠囊，每日 3 次，每次 3 粒，溫開水送服。30 日為 1 療程。

（2）內消散（《外科正宗》）：金銀花 25 克，天花粉、知母各 20 克，皂角刺、白及、半夏、乳香、炮山甲、浙貝母各 15 克。水煎服，每日 1 劑，早晚分服。臨床驗證此方確對乳癌腫塊有縮小作用。

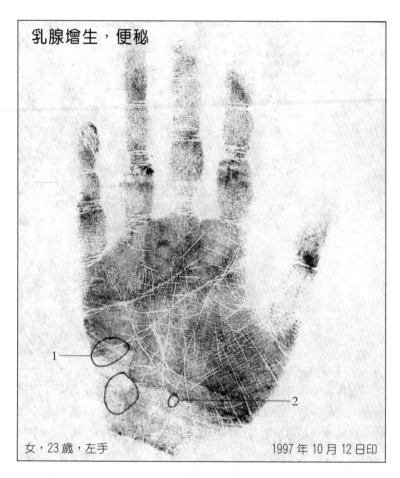

乳腺增生，便秘

1

2

女，23歲，左手　　　　　　　　1997 年 10 月 12 日印

綜合分析：1. 雙手掌均有雪梨線，提示此人幼年曾有發燒史。2. 左手掌有明顯的便秘線，提示頑固性便秘。3. 右手無名指下方庭有葉狀島紋，提示乳腺增生。

治療：1. **便秘食療法：**①多吃菠菜可治便秘。②每日吃 2～3 個蘋果。③黑芝麻 150 克（3 兩），杏仁 100 克（2 兩），粳米 150 克（3兩）。以上浸水後搗成糊狀，煮熟後加白糖食用。④韭菜籽適量，炒乾研末，用開水沖服。⑤每天早晨多飲淡鹽水。

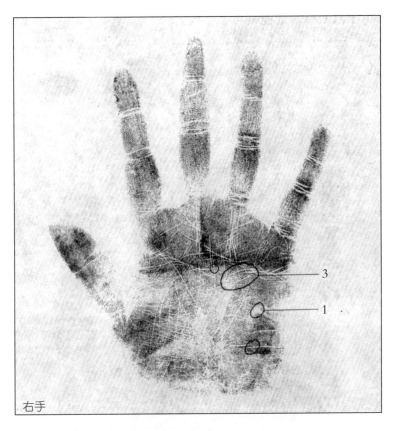

右手

2. **非藥物治療便秘法**：仰臥在床，意念以肚臍為中心，有一股氣流順時針在腹部走圈 60 次，再逆時針走圈 60 次。每日 2～3 次。此法為筆者多年給患者推薦之方，不但對便秘有神效，而且對腹脹、消化不良也有意想不到之療效。長期堅持者才能體會之其中奧妙。

3. **治乳腺增生經驗方（徐秉賢醫師）**：柴胡、瓜蔞皮、元胡、鬱金、白朮、香附、當歸各 12 克，茯苓、三棱、莪朮各 15 克，橘核、陳皮各 10 克，炙甘草 6 克。水煎服，每日 1 劑。7 天為 1 療程。

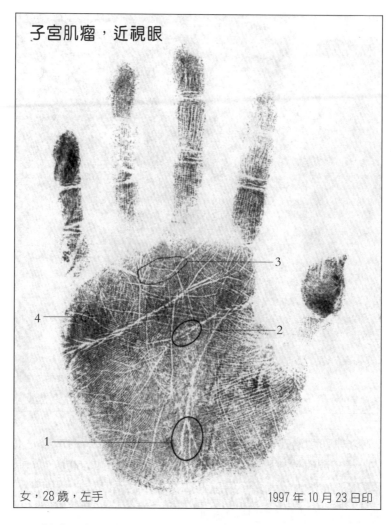

子宮肌瘤，近視眼

4

3

2

1

女，28歲，左手　　　　　　　　　　1997年10月23日印

　　綜合分析：1.雙手掌本能線末端均有島紋，提示子宮肌瘤信號。2.雙手腦線中央均有小島紋，提示近視眼。3.左手掌有金星環，提示過敏體質。4.左手性線下彎，提示耳鳴。

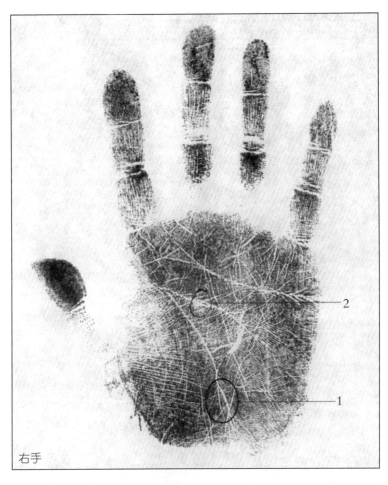

右手

　　子宮肌瘤中醫治療經驗方：1. 單方：肉蓯蓉治療子宮肌瘤效果顯著。2. 消肌瘤經驗方：夏枯草、香附、三棱、莪朮、鱉甲各 10 克，白花蛇舌草、半支蓮、石見穿、紫石英、牡蠣各 30 克。水煎服，每日1劑。

　　臨床採用中藥保守治療此病期間要注意觀察肌瘤發展動向。如肌瘤增大迅速，即應去醫院手術治療。

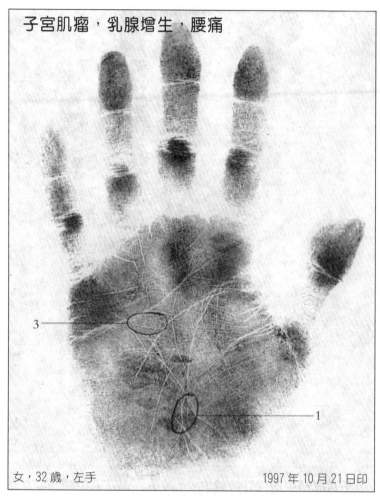

子宮肌瘤，乳腺增生，腰痛

3

1

女，32歲，左手　　　　　　　　　　　1997 年 10 月 21 日印

　　綜合分析：1. 左、右手本能線末端有小島紋，提示子宮肌瘤信號。2. 右手本能線末端有大島紋，提示腰痛、附件炎信號。3. 左手無名指下方庭有葉狀島紋相切上下兩主線，提示乳腺增生信號。

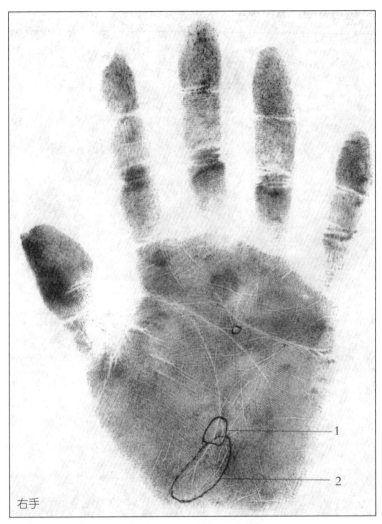

右手

慢性附件炎中醫治療：金銀花、蒲公英、薏苡仁各 30 克，車前子（包）、茯苓、蒼朮各 12 克，龍膽草、黃芩各 lO 克，生甘草 9 克。水煎服，日 l 劑，分 2 次內服。

加減：下腹痛者加青皮、元胡各 9 克。血虛者加丹參、當歸各 15 克。氣虛者加黃芪30 克、白朮 15 克。

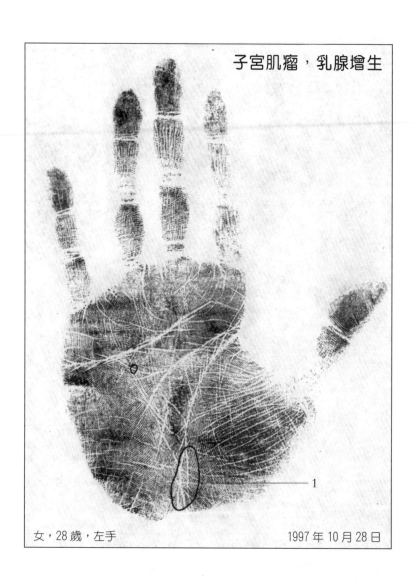

子宮肌瘤，乳腺增生

女，28歲，左手

1997 年 10 月 28 日

1

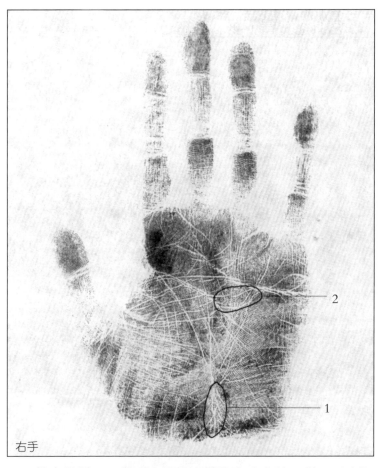

右手

　　綜合分析：1.雙手本能線末端均有小島紋，提示子宮肌瘤（此人當時找筆者看皮膚病，筆者告訴她患有子宮肌瘤，她為了證實當即去西安醫科大學第一附屬醫院婦科檢查，經查她的確患有子宮肌瘤）。2.右手無名指下方庭有葉狀島紋，提示乳腺增生信號。

　　子宮肌瘤顯效方（《中醫雜誌》）：當歸、炮山甲、桃仁、三棱、莪朮、香附、續斷、夏枯草、懷牛膝各12克，王不留行9克，昆布15克，生薏苡仁30克。水煎服，日1劑。

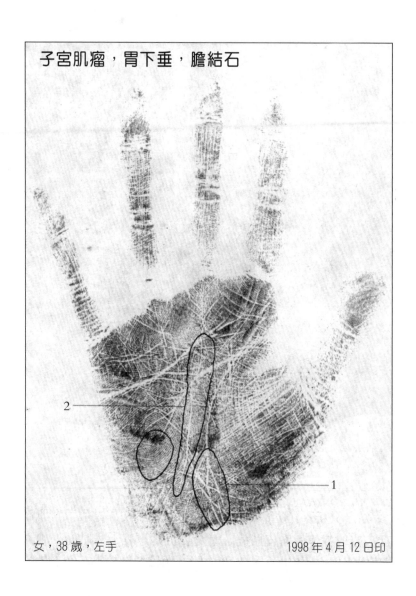

子宮肌瘤，胃下垂，膽結石

2

1

女，38 歲，左手

1998 年 4 月 12 日印

掌紋診病實例分析圖譜

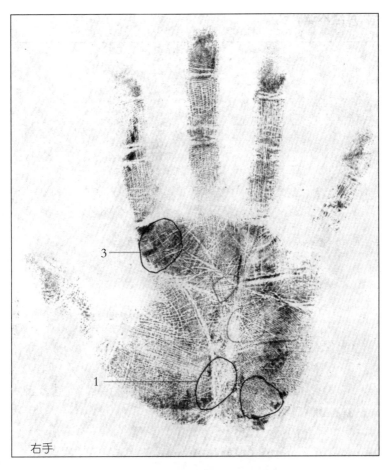

右手

　　綜合分析：1. 雙手本能線末端均有島紋，提示子宮肌瘤信號。2. 左手掌玉柱線呈羽毛球拍狀，提示胃下垂信號。3. 右手掌巽位有明顯的「田」字紋，提示膽結石症。

　　子宮肌瘤中藥治療（《新中醫》）：生牡蠣 30 克，桂枝、茯苓、桃仁、丹皮、赤芍、艾葉、卷柏、鱉甲、青皮、川續斷、黃芪各 10 克，黃柏 6 克。上藥共研末，製成水蜜丸均可，每次服 9 克，每日 3 次。連服 1 個療程，每個療程 45～90 天。月經來潮時停服藥。

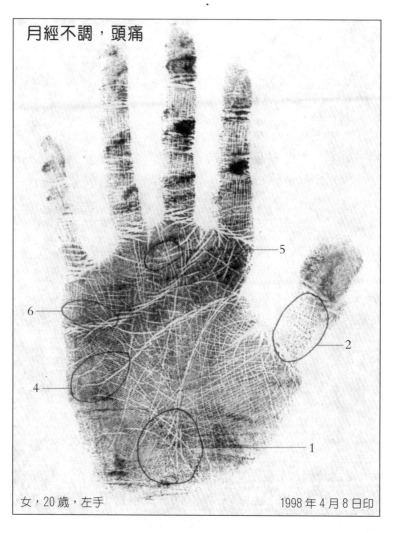

月經不調，頭痛

5

6

2

4

1

女，20歲，左手

1998 年 4 月 8 日印

　　綜合分析：1. 雙手掌本能線末端地丘處呈織狀紋理，提示月經不調信號。2. 雙手大拇指第二節掌指面紋雜亂並有「十」字紋，提示頭痛信號。3. 右手異位有「米」字紋，提示膽結石症信號。4. 左手有雪梨線，提示此人幼年曾有嚴重發燒史，體質差。5. 左手掌有金星環，提示過敏體質。6. 左

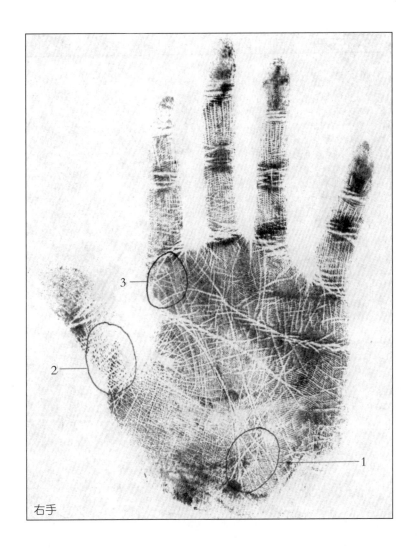

右手

手性線下彎而行，提示腰痛信號。

月經不調食療法：綠茶 15 克，白糖 100 克。開水 1500
毫升左右浸綠茶白糖，於露天泡一夜，次日一次服湯飲完。
主治：婦女月經忽然停止，過一兩個月有腰脹、腹脹者。

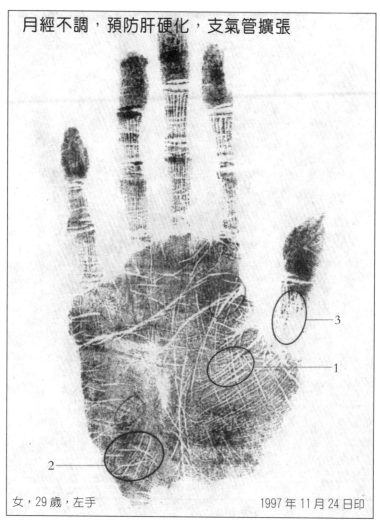

月經不調，預防肝硬化，支氣管擴張

3

1

2

女，29歲，左手　　　　　　　　　　1997年11月24日印

　　綜合分析：1.雙手掌本能線均短，提示肝硬化家族史。2.左手月丘放縱線呈網狀紋理，提示月經不調。3.雙手大拇指第二節指掌面紋雜亂，提示頭痛信號。4.右手掌感情線末端分叉紋，叉紋又被干擾線干擾，提示支氣管擴張。

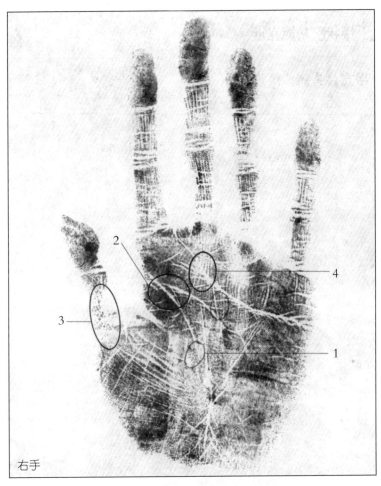

右手

　　月經不調食療方：1. 乾芹菜 50 克，黃花菜 15 克。用水
1 碗煮服。主治：經期提前，血色深紅、量多。2. 木耳 50
克，蘇木 50 克。水、酒各 1 碗，煮成一碗服用。主治：月
經忽然停止，過一兩個月有腰脹、腹脹現象者。3. 老母雞 1
隻，木耳 50 克，大棗 10 枚，殺雞取肉同二者一起煮爛吃。
主治：身體虛弱，月經逐月減少，以致停經，或一兩個月後
又來月經。

十七、甲狀腺功能亢進

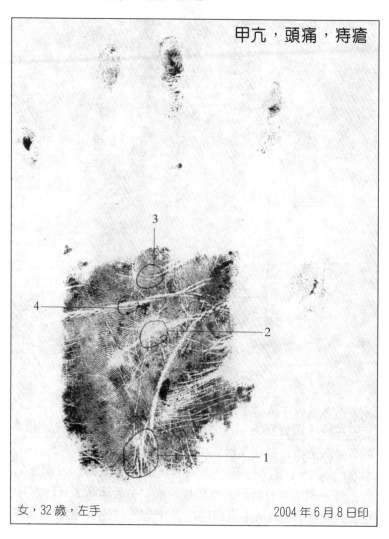

甲亢，頭痛，痔瘡

女，32歲，左手

2004年6月8日印

掌紋診病實例分析圖譜

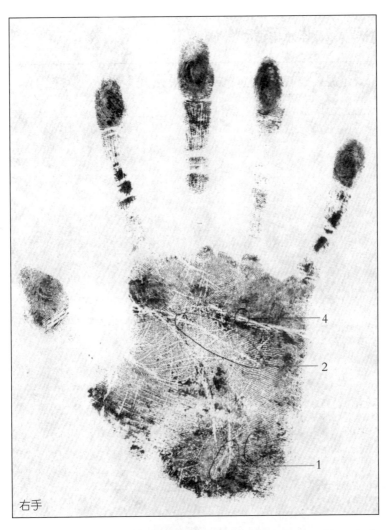

右手

綜合分析：1. 雙手地丘均有明顯的豎形島紋，提示痔瘡日久。2. 左手腦線上有明顯的「米」字紋；右手腦線平直，並有眾多干擾線，提示頭痛信號。3. 左手過敏線有一小島紋，提示甲亢信號。4. 雙手無名指下感情線上有小島紋，提示近視信號。

十八、泌尿系統疾病

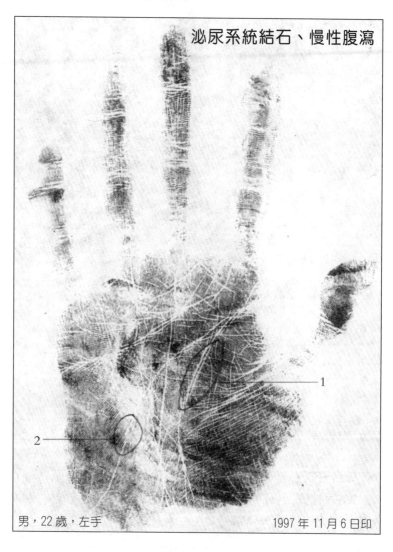

泌尿系統結石、慢性腹瀉

1

2

男，22歲，左手　　　　　　　　1997 年 11 月 6 日印

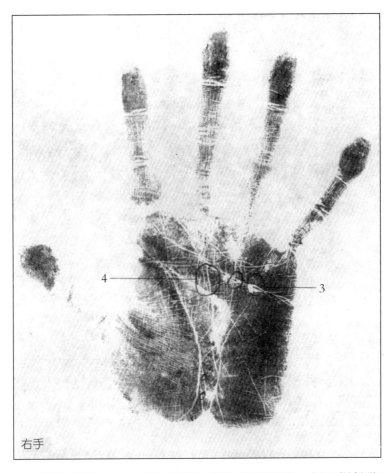

4 ──────

────── 3

右手

　　綜合分析：1.左手本能線內側有細長副線，提示慢性腹瀉。2.左手腦線向月丘奔流、中斷，提示泌尿系結石先兆。3.右手無名指下感情線上有小眼島紋，提示近視眼信號。4.右手玉柱線呈羽毛球拍狀，提示有胃下垂信號。

　　慢性腹瀉（遇寒即泄）方（《燕山醫話》）：夏秋季節，稍遇寒涼，則腹瀉數日不止，治則以培土止瀉法。老棗樹皮250克，大棗去核 60 克，山楂 60 克，上藥烘乾共研細末，每日 3次，每次 3～6 克，生薑、紅糖熬水待溫送服。

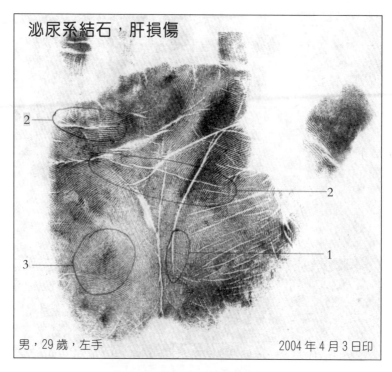

泌尿系結石，肝損傷

2

2

1

3

男，29歲，左手

2004 年 4 月 3 日印

綜合分析： 1. 雙手掌本能線較短，提示遺傳性泌尿系結石信號。2. 左手有肝分線，提示肝損傷史。3. 雙手掌月丘有指腹樣馬蹄紋，提示此人抗病能力、免疫力、運動耐力差。4. 右手掌感情線起端有島紋符號，提示中耳炎史。

泌尿系統結石中醫治療： 1. 結石在腎，以豬苓湯加冬葵子，魚腦石；結石在輸尿管，以五苓散加金錢草、海金砂；結石在尿道，以八正散加：金錢草、海金砂。這套方治療泌尿系結石，屢獲良效。

筆者注： 在治泌尿系結石方中佐附子 3～5 克，威靈仙15克，有增強排石之功效。

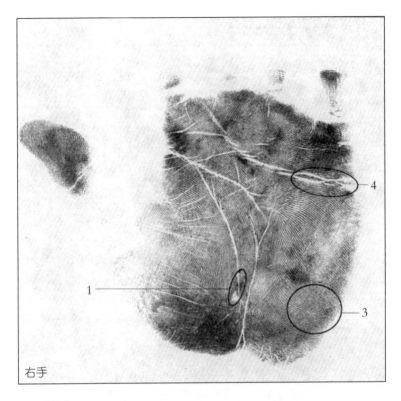

右手

附方：

豬苓湯：豬苓、茯苓、澤瀉、阿膠、滑石各 9 克。

五苓湯：豬苓、茯苓、白朮各 9 克，澤瀉 15 克，桂枝 6 克。

八正散：瞿麥、萹蓄、木通、車前子、梔子、甘草梢、大黃（面煨）各 9 克，滑石 15 克。

補中益氣湯：黃芪 24 克，黨參 15 克，白朮 12 克，陳皮 9 克，升麻、柴胡、炙甘草各 6 克。

2. 腎及膀胱結石所致之絞痛方（朱良春）：烏藥 30 克，金錢草 90 克。水煎服，有解痙排石之功，屢收顯效。烏藥常用量為 10 克左右，但腎絞痛需用 30 克，輕則無效。

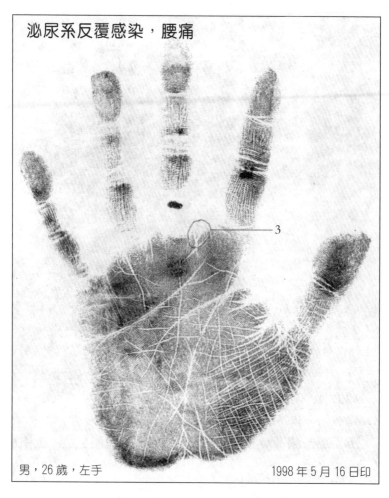

泌尿系反覆感染，腰痛

3

男，26歲，左手

1998 年 5 月 16 日印

綜合分析：1. 右手性線被干擾線干擾。2. 右手本能線末端有大島紋，均提示泌尿系統反覆感染史、腰痛信號。3. 左手食、中兩指縫掌面處有方形紋，提示鼻炎信號。

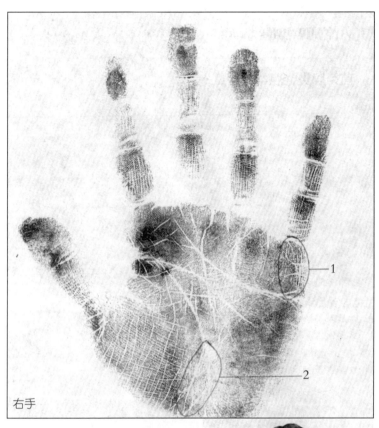

右手

泌尿系反覆感染者可用中藥外治法（莫文丹經驗方）：芒硝 30 克，蔥白 30 克，冰片 10 克。上藥共搗爛用紗布包袋外敷神闕及臍下丹田穴。並仰臥固定，多次給藥袋上灑些溫水。

主治：尿道炎。均 5～8 天治癒。

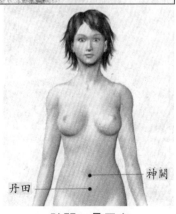

神闕、丹田穴

十九、前列腺疾病

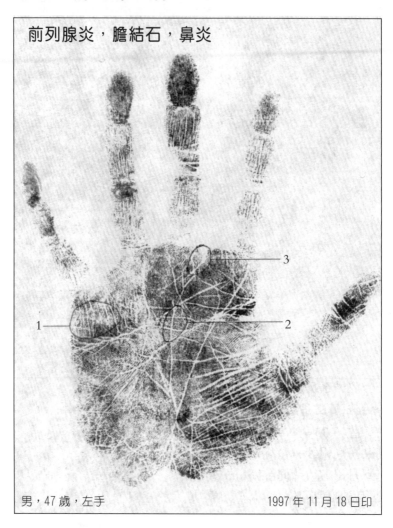

前列腺炎，膽結石，鼻炎

1

2

3

男，47歲，左手　　　　　　　　1997 年 11 月 18 日印

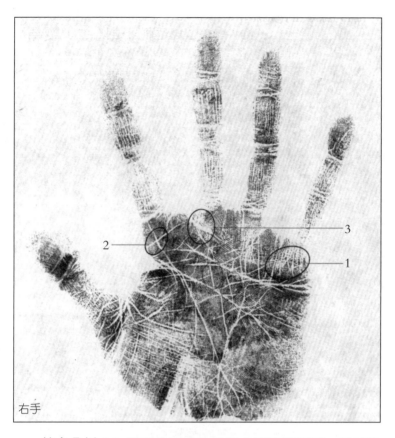

右手

綜合分析：1. 雙手掌性線均被眾多干擾線干擾，提示慢性前列腺炎。2. 右手掌巽位有明顯的「十」字紋，提示膽囊結石。3. 雙手掌食、中指縫下掌面處有方形紋符號，提示鼻炎已久。

中藥外用治療慢性前列腺炎（《中醫臍療大全》）：麝香 0.15 克，白胡椒 7 粒。將白胡椒研成細粉，瓶裝密封備用。臍部溫水擦淨，先將麝香粉倒入，再放入胡椒粉，上蓋一張圓白紙（以蓋住肚臍為度），外有膠布固定，每隔 7～10 天換藥 1 次，10 次為 1 療程，每療程間休息 5～7 天，連用 6 個療程。用於慢性前列腺炎。

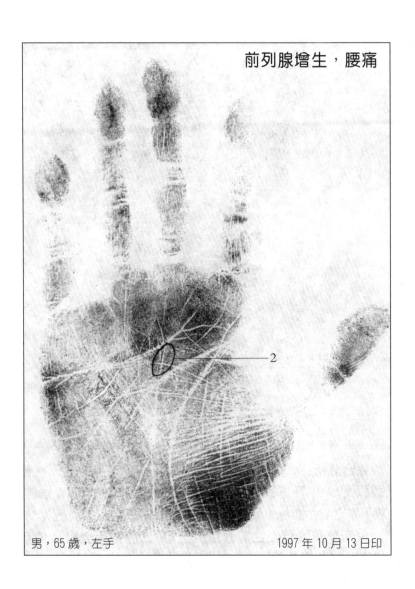

前列腺增生，腰痛

2

男，65歲，左手

1997 年 10 月 13 日印

掌紋診病實例分析圖譜

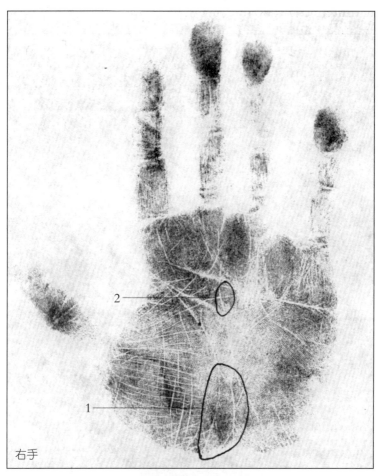

右手

綜合分析：1.右手生命線末端呈大島紋，提示腰痛、前列腺增生信號。2.雙手掌方庭有明顯的「十」字紋，提示心臟疾患信號。

前列腺增生中醫外治法（《中醫臍療大全》）：1.大蔥白5個，白礬9克。白礬研細末同蔥白搗成糊狀。敷於臍部，每日1次。2.蔥白10根搗爛後分為3份，在鍋內加熱，交替熨敷臍部。用於前列腺肥大小便困難。此法簡便效果理想。

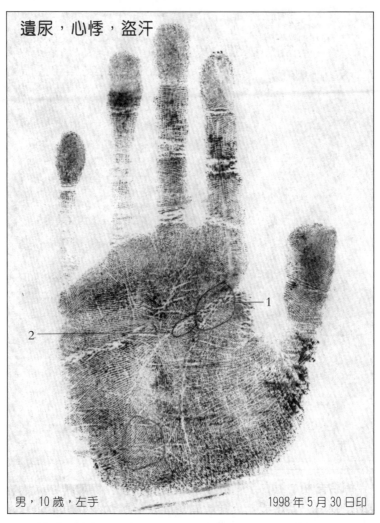

遺尿，心悸，盜汗

男，10歲，左手　　　　　　　　　1998 年 5 月 30 日印

　　綜合分析：1. 雙手本能線同腦線起點交匯處呈菱狀紋理，提示遺尿症信號（其母說，小孩只要玩累了，晚上就尿床，現在有時還尿床）。2. 雙手腦線中央有三四個連在一起的小眼島紋，提示此人多盜汗，心悸信號（其母告知，小孩去年患過心肌炎住院治療過，自述總是心慌心跳）。

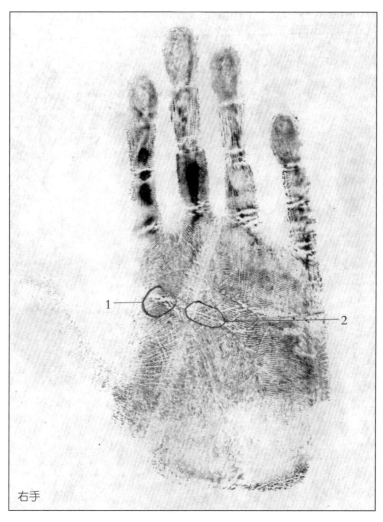

右手

　　治療：1. 夜尿床食療法：茼蒿菜用水煮熟吃，多吃有效。

　　2. 心悸食療方：豬心 1 個，朱砂 9 克，將朱砂放入豬心內，燉熟吃。主治驚恐，心跳不安。

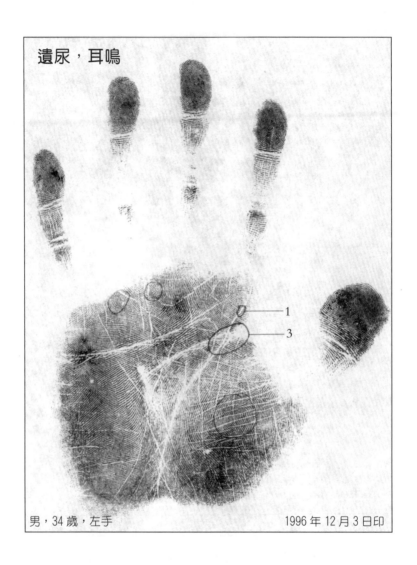

遺尿，耳鳴

男，34歲，左手   1996 年 12 月 3 日印

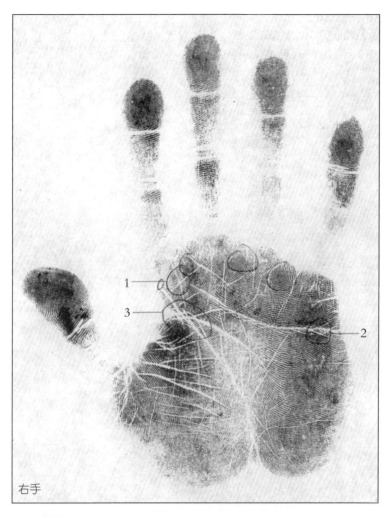

右手

　　綜合分析：1. 雙手異位均有健康線，提示此人即使患病也能夠很快康復。2. 右手感情線起端有小島紋，提示耳鳴信號。3. 左、右手本能線與腦線起端交匯處呈菱狀紋理，提示幼年尿床史。

　　中成藥治耳鳴：1. 知柏地黃丸。2. 六味地黃丸。

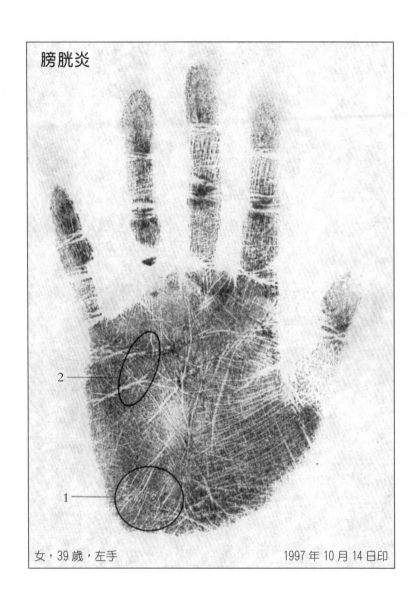

膀胱炎

2

1

女，39歲，左手

1997 年 10 月 14 日印

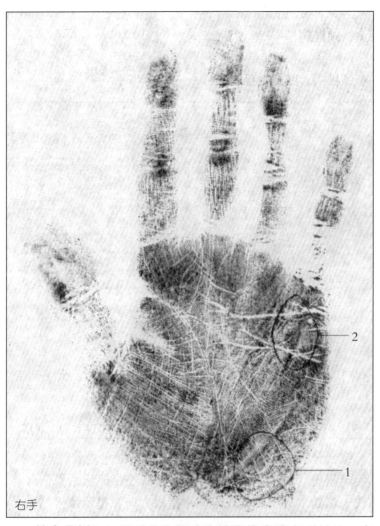

右手

綜合分析：1. 雙手掌本能線末端幾條支線走到月丘，支線上又有小支線，提示慢性膀胱炎信號。2. 雙手感情線起端分特大叉紋，提示幼年大病史。

膀胱炎中醫治療：川貝母、木通、竹葉、生地黃、甘草梢各 9 克，當歸、苦參各 15 克。水煎服，每日 1 劑，分 2 次服。

二十、頸椎病

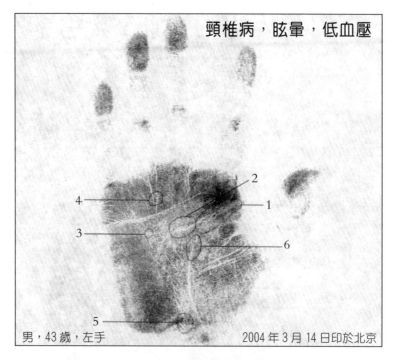

頸椎病，眩暈，低血壓

4
3
2
1
6
5

男，43 歲，左手　　　　2004 年 3 月 14 日印於北京

　　綜合分析： 1. 本能線同腦線交匯起點處呈菱狀紋理，提示幼年遺尿史。2. 腦線中央處形成一大島紋，提示眩暈信號。3. 腦線末端處生有一條支線走向小指根方向，提示頸椎增生。4. 太陽線呈「井」字形，提示血壓偏低。5. 地丘有豎狀小島紋，提示痔瘡已久。6. 本能線上有明顯的胚芽紋，提示體質差，應加強體育鍛鍊增強體質。

　　治療： 骨痛靈（《山東中醫雜誌》）：穿山甲、甘草、全蠍、牛膝各 20 克，川楝子 12 克，桃仁、紅花各 10 克，蜈蚣 6 條。上藥共研末，分裝於 24 包。早晚各服 2 包，黃酒送服。1 劑藥為 1 療程。主治頸椎、腰椎骨質增生症。

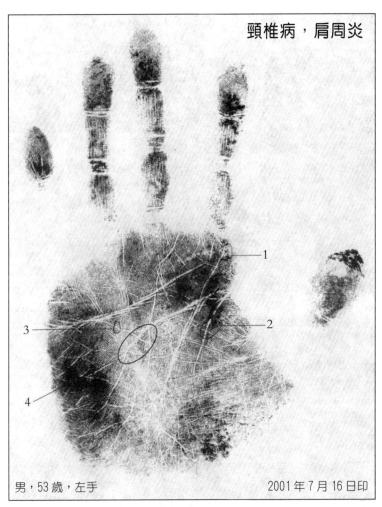

頸椎病，肩周炎

3 ——

1

2

4

男，53歲，左手　　　　　　　　2001年7月16日印

　　綜合分析： 1. 雙手巽位均有健康線，提示此人即使有病，也能夠很快康復。2. 本能線內側起點生有一條支線，提示手指易麻痹。3. 左手無名指下腦線有一條支線走向小指方向；右手太陽線明顯，提示頸椎病信號。4. 左手腦線中央有三條豎干擾線如電視天線一樣紋路，提示此人患有肩周炎。

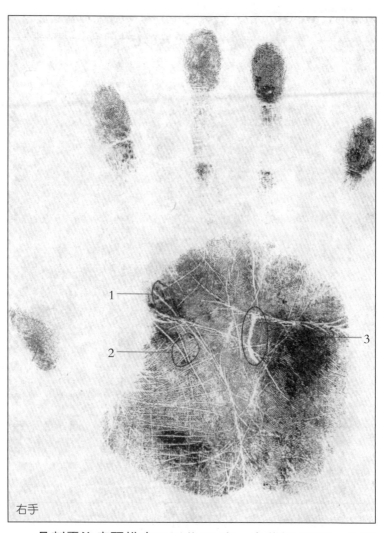

右手

　　骨刺靈治療頸椎病：川芎 30 克，白花蛇 60 克，血竭 50 克，田七 60 克，威靈仙 60 克，太子參 40 克，白芷 10 克，葛根 15克。上藥研末製成水丸。每日 2 次分服，每次 6～9 克，酒或食醋作引子。適用於各類骨質增生、神經根型頸椎病。

二十一、腰部疾病

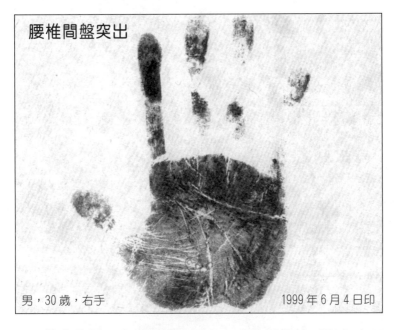

腰椎間盤突出

男，30歲，右手　　　　　　　　　1999年6月4日印

綜合分析：本能線梢末端處，或末端處線兩側有小凹坑，均提示腰椎間盤突出，若兒童手掌有此小凹坑，提示骨質疏鬆信號。

腰椎間盤突出中醫治療：1. 通經逐瘀湯：桂枝、獨活、秦艽、劉寄奴、當歸各 15 克，白芍、丹參、路路通各 30 克，牛膝 20 克，威靈仙、川芎各 12 克，紅花、桃仁、土鱉蟲各 9 克。水煎服。每日 1 劑。12 天為 1 療程（《山東中醫雜誌》）。2. 牽引操作方法是當前治療椎間盤突出症的理想復位方法。3. 封閉注射療法：醋酸潑尼松龍混懸液 0.5 毫升、利多卡因 5～10 毫升混合均勻。常規消毒，在局部痛點周圍組織封閉。用 5 毫升或 10 毫升一次性注射器，快速進針，經回抽無血後，在病灶處推注藥液。每週 1 次，3 次為 1 療程。此法需臨床專業醫師操作。

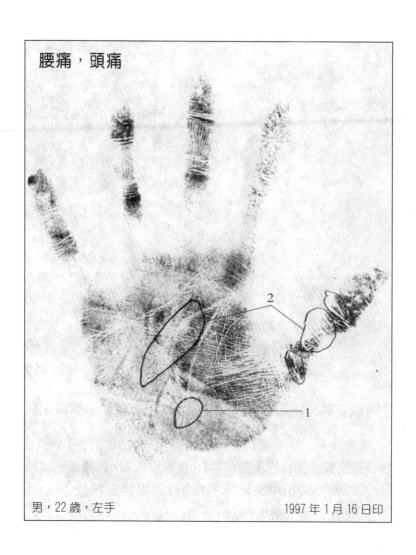

腰痛，頭痛

男，22歲，左手

1997 年 1 月 16 日印

掌紋診病實例分析圖譜

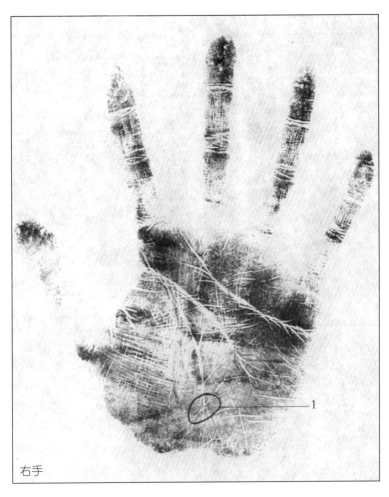

右手

　　綜合分析：1.雙手本能線末端均有先天形成的斜樣干擾
線，筆者多年臨床手診發現凡有此線之人，均喜歡美術，但
易患腰痛。2.雙手大拇指第二節掌指面紋雜亂；左手掌腦線
干擾線多，提示頭痛信號。

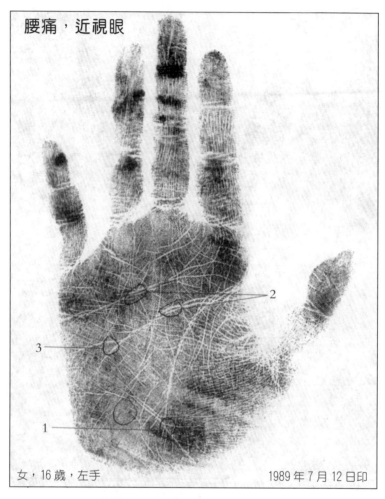

腰痛，近視眼

3

2

1

女，16 歲，左手　　　　　　　　1989 年 7 月 12 日印

　　綜合分析：1. 雙手本能線末端均有斜樣干擾線，提示此人從小喜歡美術，但臨床驗證發現，此人易患腰痛病。2. 雙手腦線中央均有小眼島紋，雙手無名指下感情線上有小島紋，提示此人患有視神經障礙、近視眼等疾病。3. 左手掌有雪梨線，提示此人幼年發燒史。

　　近視眼中醫治療經驗：1. 針刺無名穴：此穴為奇穴，沿

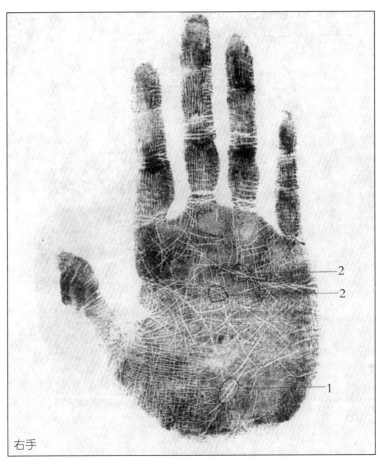

右手

耳垂後緣至風池的交點。針刺近視眼同側穴位，進針稍偏上方，針刺呈 30°，深為 2 寸，至麻脹為止。留針 15 分鐘左右，每日 1 次，5 次為 1 療程。此法對 15 歲以下及愛好運動者恢復最為明顯。對假性近視者無效（陝西中醫，1984，5）。2. 加味定志復明湯治療青少年低度近視，假性近視。組方：當歸、白芍、桑椹子、枸杞子、女貞子、蟬蛻、刺蒺藜、密蒙花各 15 克。水煎服，每日 1 劑。15 天即可有明顯效果（《長江醫話》）。

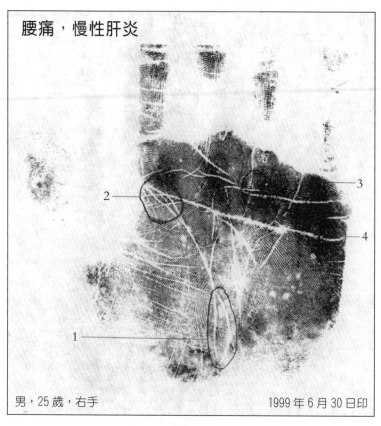

腰痛，慢性肝炎

男，25歲，右手　　　　　　　　1999年6月30日印

　　綜合分析：1. 右手本能線末端有大島紋，提示腰痛信號。2. 本能線同腦線起點交匯處呈菱狀紋理，提示幼年尿床史。3. 肝分線上有島紋，提示曾患過肝損傷、慢性肝炎。4. 感情線起端光滑無生殖線，提示此人易患死精、少精等症。

　　治療：滋腎生肝飲治慢性肝炎（《來春茂醫鏡》）：女貞子、旱蓮草、敗醬草、何首烏各 15～30 克，五味子 9 克，白芍、白花蛇舌草各 30 克，白朮、茯苓、丹皮、柴胡各 12 克，連翹 9～15 克，虎杖 15 克。水煎服。

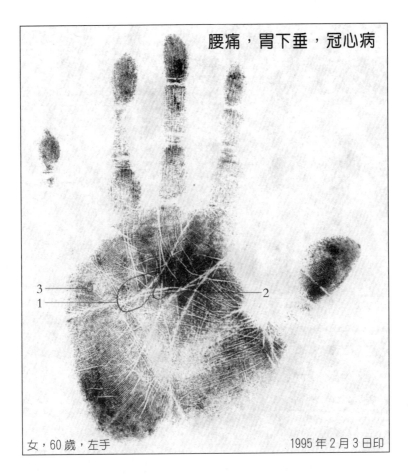

腰痛，胃下垂，冠心病

3 ○
1

2

女，60歲，左手   1995 年 2 月 3 日印

　　綜合分析：1. 感情線走到無名指下下垂，提示低血壓、胃下垂信號。2. 方庭有「丰」字紋符號，提示冠心病信號。3. 性線下彎走至掌心，提示腰痛信號。

　　治療：金銀花、麥冬各 15 克，陳皮 12 克，半夏、枳實、竹茹各 10 克，生薑 4 片，大棗 6 枚。水煎服，日 1 劑。適用於心動過速，心律不整屬火症者。症見面赤心煩，憋氣，小便黃，舌紅苔黃，脈滑數。

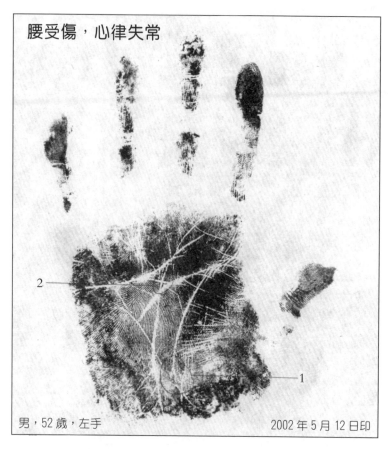

腰受傷，心律失常

男，52歲，左手　　　　　2002年5月12日印

綜合分析：1. 本能線末端有一方形紋扣住該主線，提示腰部受傷史或手術史。2. 方庭有明顯的「十」字紋，提示心律失常信號。

治療：蘇子降氣湯（《和劑局方》）：蘇子15克，陳皮、前胡、當歸、厚朴各12克，半夏、蘇葉各10克，肉桂9克，甘草8克。水煎服，日1劑分2次內服。適用於心動過速，心律不整屬痰濕者。

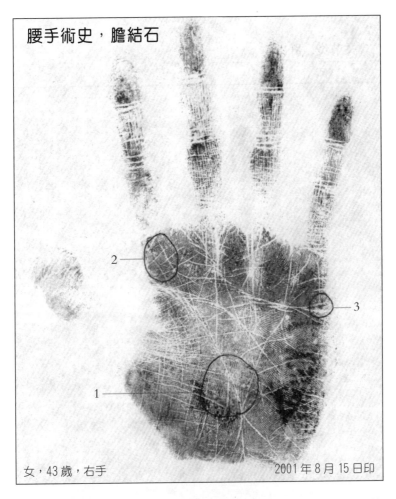

腰手術史，膽結石

2

3

1

女，43歲，右手　　　　　　　　　2001 年 8 月 15 日印

　　綜合分析：1. 右手本能線下端處有較大方形紋扣住本能線，提示腰受傷或腰部手術史。2. 右手異位有明顯的「田」字紋，提示膽結石。3. 感情線起端有島紋，提示耳鳴或有中耳炎史。

　　治療：苦參、茵陳、貫仲、烏梅、檳榔、苦楝皮各 10克，水煎服，每日 1 劑。

二十二、關節炎

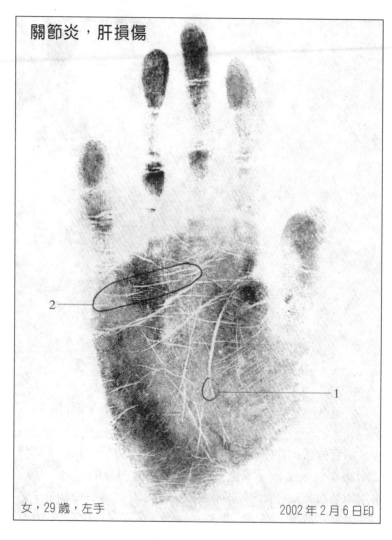

關節炎，肝損傷

2

1

女，29歲，左手

2002年2月6日印

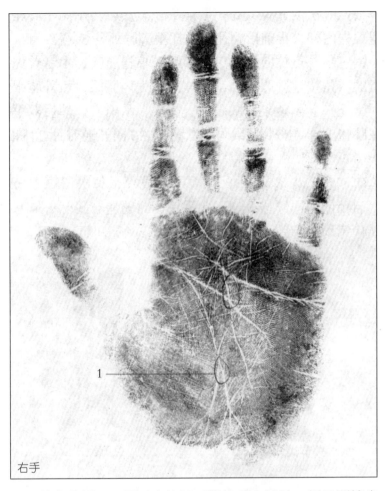

右手

綜合分析：1. 雙手本能線下端均分大叉紋，提示關節炎信號。2. 左手有間斷的肝分線，提示幼年肝炎史或有肝損傷史。

按摩治療膝關節炎及增生性疼痛症法（西安張國軍經驗）：

第一步　推按腳部：患者仰臥，術者左手掐住患肢腳趾，用右手掌根推腳面筋，由輕到重，從腳趾向上推至腳脖子處，反覆推6～9次。

第二步　推按腿部：患者仰臥（推後面時俯臥姿），把

腿分成四面：前、後、內、外，再分大腿（從膝蓋至腿根部），小腿（從腳脖至膝蓋），按照前、內、外、後的順序從下往上用掌根推 6 次。先推大腿，後推小腿。然後再用兩手心相對從大腿根先內外，再前後，往下搓揉至腳脖處各 3 遍。

第三步　點揉穴位：患者仰臥，小腿屈起，術者首先用刮痧板的一角按住膝眼向外刮 6～9 次。先內膝眼，後外膝眼。再點揉梁丘穴、陽陵泉、膝陽關、委中、承山穴。然後雙手搓熱摀在膝蓋上 3～5 分鐘。再順時針轉揉 36 圈，逆時針 24 圈，連續 3 遍。

第四步　患者俯臥，在委中穴拔罐，每次留罐 10 分鐘。起罐後稍停，連續拔 3 遍。此手法，對腿痛、腿麻、風寒性腿部疾病等均有療效。

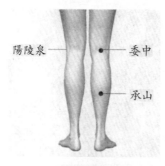

關節炎穴位 1

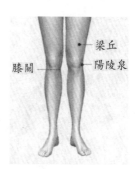

關節炎穴位 2

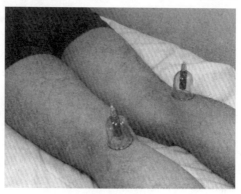

委中穴拔罐

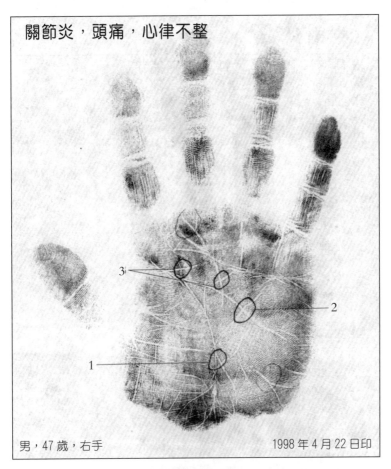

關節炎，頭痛，心律不整

男，47歲，右手　　　　　　　　　1998 年 4 月 22 日印

　　綜合分析：1. 右手掌本能線末端分叉紋而行，提示關節炎。2. 腦線有明顯的干擾線形成大「十」字紋，提示頭痛信號。3. 方庭有明顯的「十」字紋，提示心律不整。

　　關節炎泡酒方（丹東張貴林提供）：川烏、草烏、當歸、木瓜、牛膝各 9 克，枸杞子、杜仲、五加皮、烏蛇各 12 克，白酒 500 毫升泡 7 天後，每日 2 次口服，每次 10 毫升左右。

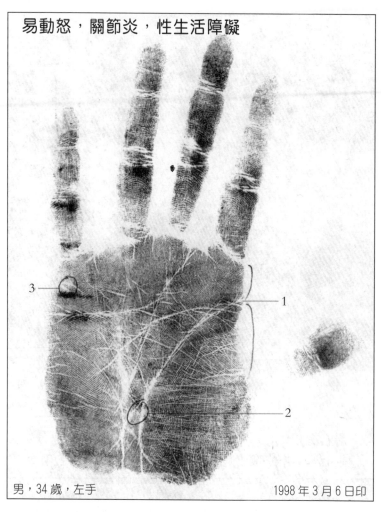

易動怒，關節炎，性生活障礙

3
1
2

男，34 歲，左手　　　　　　　　　1998 年 3 月 6 日印

　　綜合分析：1. 雙手本能線起點偏高，提示此人精力充沛，但肝火旺盛，易動怒。2. 雙手本能線末端均分大叉紋，提示關節炎信號。3. 雙手性線分叉紋，提示性生活有障礙，多為夫妻分居。

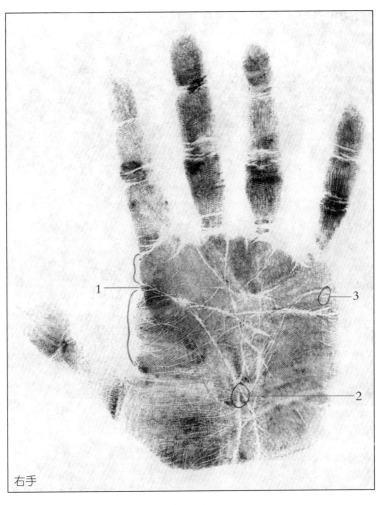

右手

　　怒是人的七情之一，是人們由於在情緒激動時的一種情
志的心理反應。對於人體生理活動而言，是一種不良的心理
刺激。可使氣血上逆，陽氣升泄。故，古人曰：「怒則氣
逆，甚則嘔血，飧泄，故氣上矣。」又說：「怒傷肝。」怒
對人的機體危害甚大，所以臨證遇怒，不可不制之。「忍者
無敵」是制怒的一大法寶。

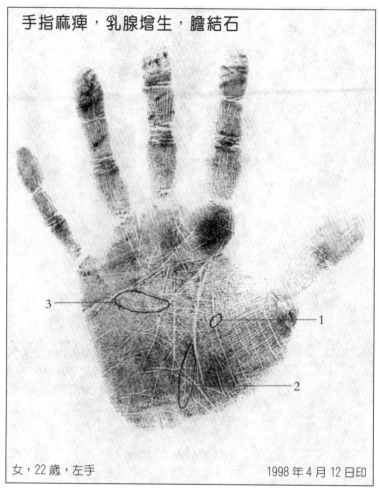

手指麻痺，乳腺增生，膽結石

3 —⟋⟍
1 —
2 —

女，22 歲，左手　　　　1998 年 4 月 12 日印

　　綜合分析：1. 雙手本能線內側均有長的支線，提示年齡增至 30 歲以後手指易麻痺。2. 雙手掌均有明顯的便秘線。3. 雙手無名指下方庭有葉狀島紋，提示乳腺增生信號。4. 右手異位有明顯的「十」字紋符號，提示膽囊疾患。

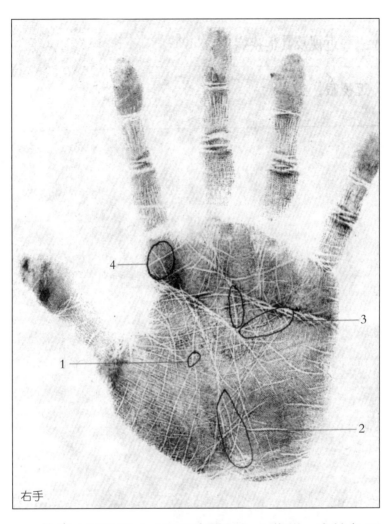

右手

　　治療：利膽靈（《四川中醫》）：柴胡、虎杖各 15
克，蒲公英、金錢草各 20 克，大黃、鬱金各 12 克。水煎
服。主治：膽囊炎。

二十三、近視及其他疾病

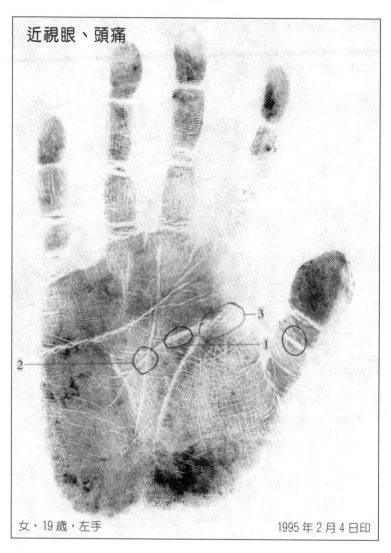

近視眼、頭痛

女，19歲，左手

1995 年 2 月 4 日印

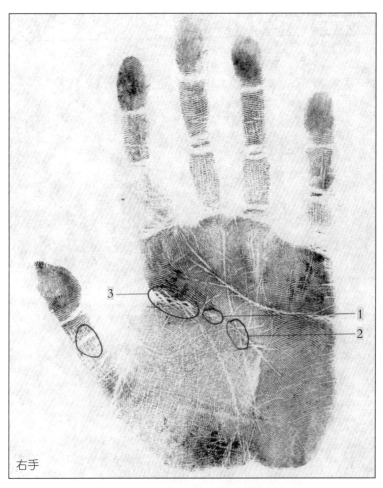

右手

綜合分析：1. 雙手腦線中央有小眼島紋，提示近視眼信號。2. 雙手腦線有「十」字紋，提示頭痛信號。3. 雙手本能線與腦線起點交匯處呈菱狀紋理，提示幼年遺尿史。

治療：羌活勝濕湯（《內外傷辨惑論》）羌活 10 克，藁本 12 克，防風 9 克，川芎 15 克，蔓荊子 10 克，甘草 6克。水煎服，1 日 1 劑。主治：風濕在表，證見頭痛頭重，一身盡痛，難以轉側。

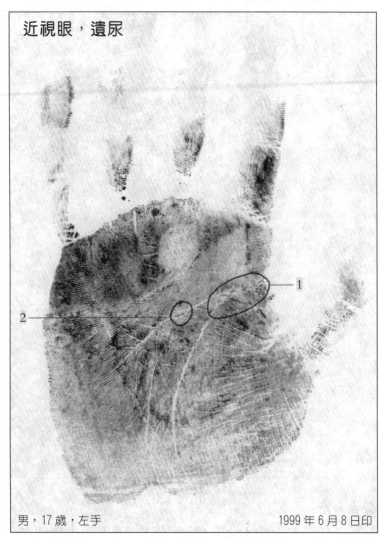

近視眼，遺尿

男，17歲，左手　　　　　　　　　　1999 年 6 月 8 日印

　　綜合分析：1. 左手本能線同腦線起端交匯處呈菱狀紋理，提示幼年遺尿史。2. 腦線中央有一小眼島紋符號，提示近視眼信號。

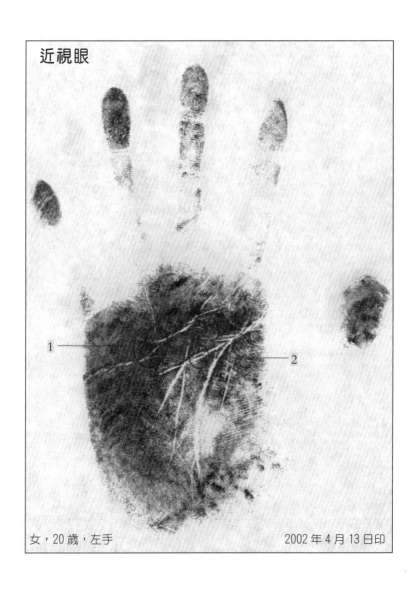

近視眼

女，20歲，左手

2002 年 4 月 13 日印

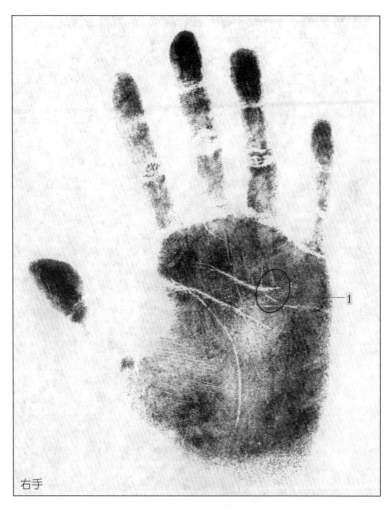

右手

　　綜合分析：1.雙手掌感情線在無名指下有中斷與副線連接之跡，提示幼年患傷寒、肺炎等大病史。2.左手腦線中央有眼狀小島紋，提示近視眼信號。

　　預防：改變讀書寫字姿勢，注意勞逸結合，是預防近視眼的有效措施。

------------- 掌紋診病實例分析圖譜 -------------------

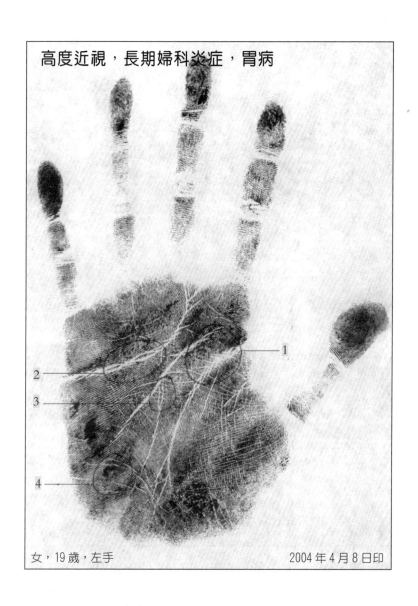

高度近視，長期婦科炎症，胃病

2   1
3
4

女，19歲，左手   2004 年 4 月 8 日印

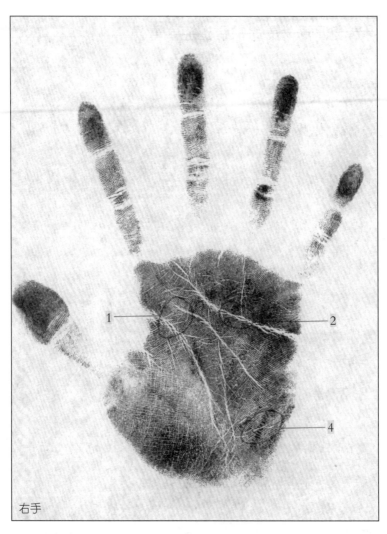

右手

　　綜合分析：1. 本能線與腦線起點分開距離大，提示性格易急躁。2. 無名指下感情線上均有橫「∞」字紋，提示高度近視。3. 左手玉柱線（命運線）呈羽毛球拍狀，提示胃下垂信號。4. 雙手掌月丘均有放縱線，提示多夢信號。

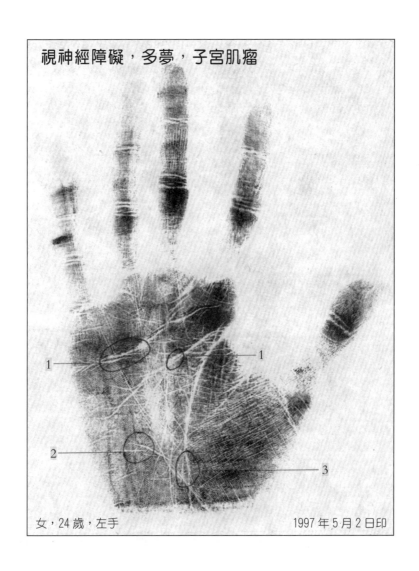

視神經障礙，多夢，子宮肌瘤

女，24歲，左手

1997 年 5 月 2 日印

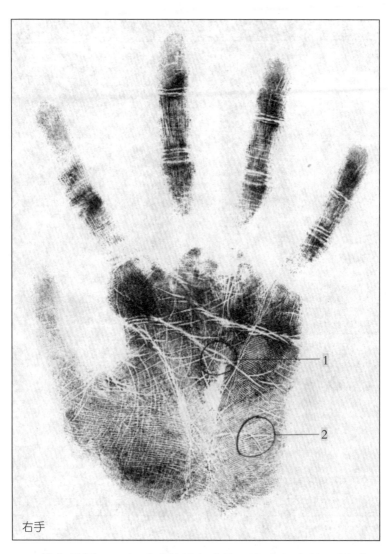

右手

　　綜合分析：1. 左手感情線無名指下有小眼島紋；雙手腦線中央有小島紋，提示近視眼。2. 雙手掌月丘有放縱線，提示多夢、失眠信號。3. 左手掌本能線末端有小島紋，提示子宮肌瘤信號。

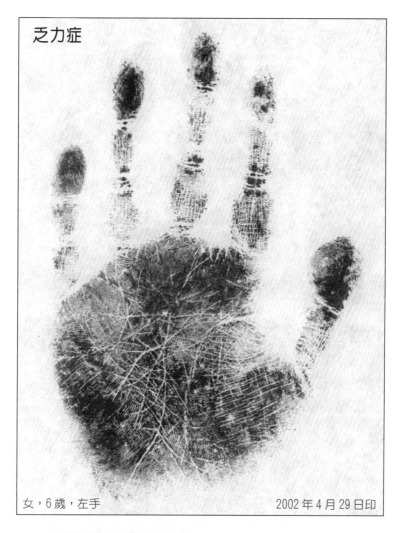

乏力症

女，6歲，左手 　　　　　　　　　　　　2002 年 4 月 29 日印

　　子宮肌瘤中成藥治療：口服大黃蜜蟲丸。

　　綜合分析：左手掌腦線呈大「8」字紋，右手掌腦線干擾線雜亂，提示此小孩易患乏力症。

　　患者爺爺奶奶從陝西蒲城坡頭鄉專程帶小孫女來醫院就診，就診時，小姑娘坐在椅子上精神不振，看上去連睜大眼

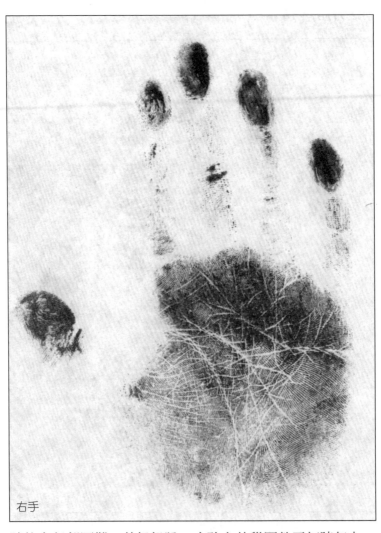

右手

睛的力氣都困難。其奶奶說：小孩上幼稚園整天打盹無力。

治療：三仙湯：仙鶴草 30 克，仙茅 9 克，仙靈脾 30 克，大棗 10 枚。水煎服。

大約一年後，其爺爺奶奶來西安看皮膚病時告訴筆者，患者乏力症至今未犯。

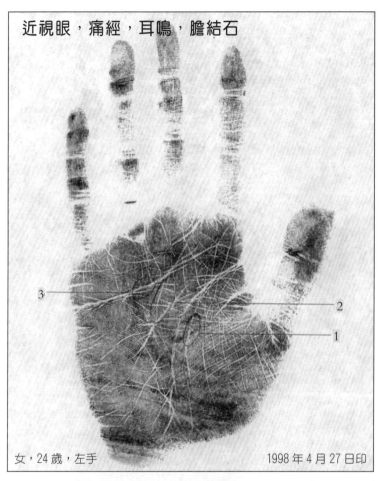

近視眼，痛經，耳鳴，膽結石

3

2

1

女，24 歲，左手　　　　　　　　1998 年 4 月 27 日印

　　綜合分析：1. 左手本能線內側有一條支線，提示手指易麻痹。2. 雙手掌方庭均有「丰」字紋，提示心臟疾患信號。3. 雙手掌無名指下感情線上有小眼島紋，提示視神經障礙。4. 右手小指下感情線上有明顯島紋，提示耳鳴信號。5. 右手坎位有「米」字紋符號，提示此人痛經。6. 右手巽位有「井」字紋符號，提示膽囊結石症。

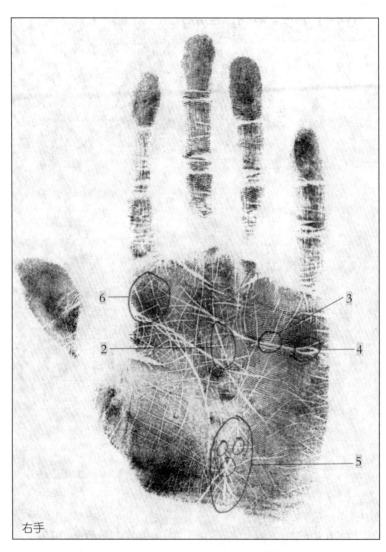

右手

治療痛經：蒲黃 10 克，醋炒五靈脂 30 克，三七 15 克，醋炒元胡 30 克，川芎 30 克，木香 10 克，炒川楝子 30 克，冰片 3 克。上藥研末裝入膠囊。每日 3 次，每次 6～9 粒內服。

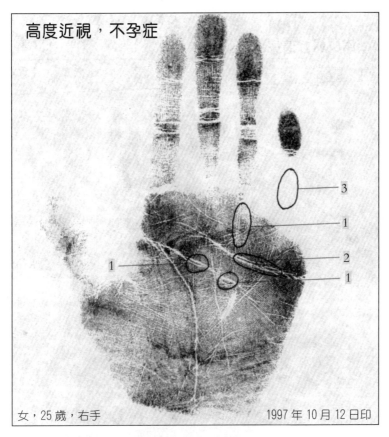

高度近視，不孕症

女，25 歲，右手　　　　　　　　　　1997 年 10 月 12 日印

　　綜合分析：1. 右手掌腦線上有兩個小眼島紋；太陽線上也有島紋，提示高度近視。2. 感情線上無名指下有狹長島紋，提示食物或其他中毒史。3. 小指短小而彎曲，提示易患不孕症信號。

　　不孕症中醫外治法介紹：1. 蔥白 5 根加少許白胡椒搗爛加熱。每日 1 次敷於臍位。主治：宮寒不孕症。連用 10 天即可。2. 黃丹 12 克，白胡椒 100 克，小茴香 200 克。上藥研末，裝成 2 個布袋貼於臍位固定，10 天更換 1 次。懷孕後停藥。主治：宮寒不孕症。

二十四、其他疾病

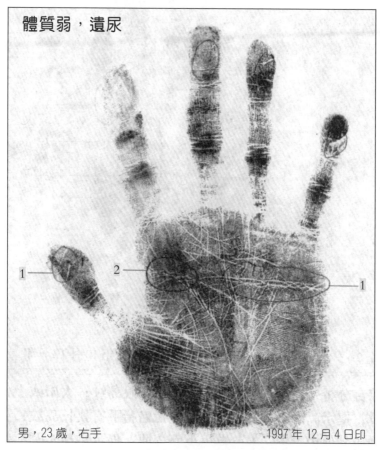

體質弱，遺尿

男，23歲，右手　　　　　　　　　　　1997年12月4日印

　　綜合分析：1. 拇指腹肚有干擾線；感情線又呈鏈狀，提示此人體質弱，幼年多病史。2. 腦線與本能線起端交匯處呈菱狀紋理，提示幼年尿床史。

　　預防：建議此人加強體育鍛鍊，多參加體力勞動以增強體質。忌靠藥物來提高自身健康。

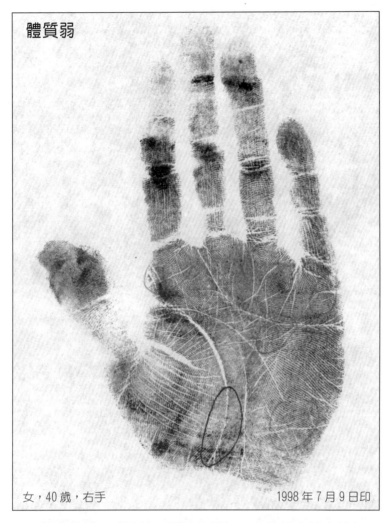

體質弱

女，40歲，右手　　　　　　　　　1998年7月9日印

　　綜合分析：感情線、腦線均變細，本能線末端也變細，提示應加強運動鍛鍊注意營養，目前此人雖胖但易乏力。

　　增強體質方法：1. 參加體育活動。如：打乒乓球之類。2. 打太極拳。3. 步行：每天保持步行一萬公尺。

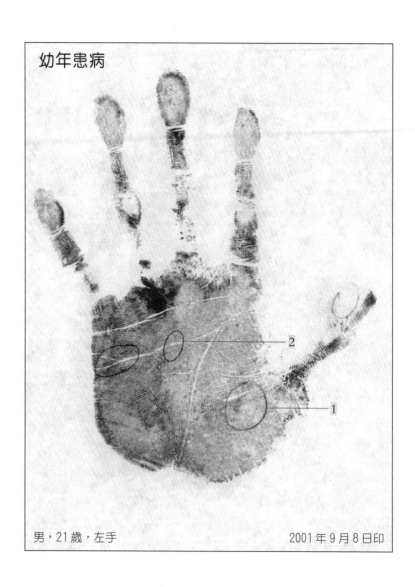

幼年患病

男，21歲，左手

2001年9月8日印

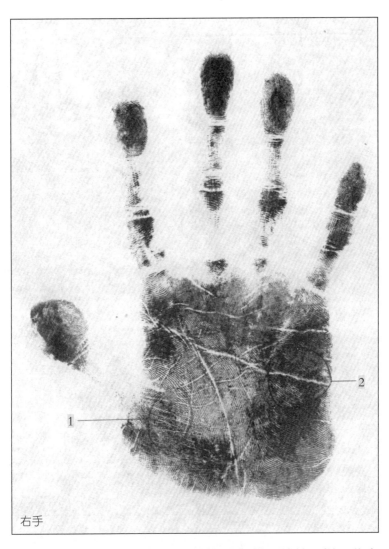

右手

　　綜合分析：1.雙手金星丘均有指腹樣馬蹄紋，提示此人運動耐力差。2.雙手均有明顯的雪梨線，提示此人幼年嚴重發燒史。此人雙手本能線目前光滑不間斷，提示身體健康。

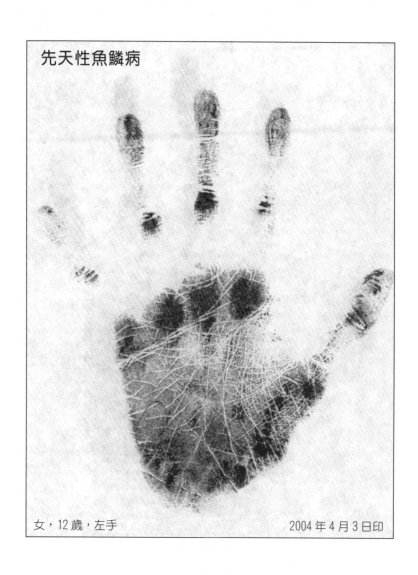

先天性魚鱗病

女，12歲，左手　　　　　　　　2004 年 4 月 3 日印

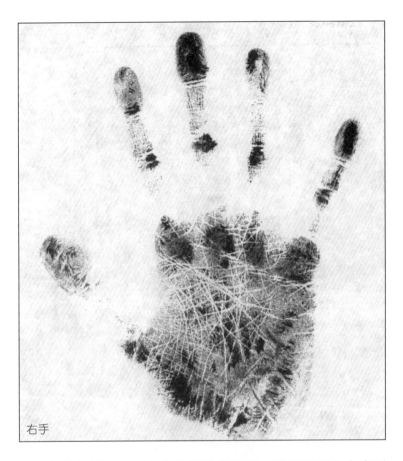

右手

綜合分析：患者患有先天性魚鱗病。雙手掌看上去皮厚較乾，墨印圖紋路也雜亂無章。

魚鱗湯（周鳴岐方《中醫雜誌》）：生黃芪50克，黑芝麻40克，丹參、地膚子各25克，當歸、生地、熟地、枸杞子、何首烏、白鮮皮各20克，生山藥、苦參、防風各15克，川芎、桂枝、蟬蛻、甘草各10克。水煎服，日1劑，早晚分服。

筆者注：魚鱗病嚴重時可用藥物予以治療緩解。若患先天性輕微魚鱗病，不需治療。

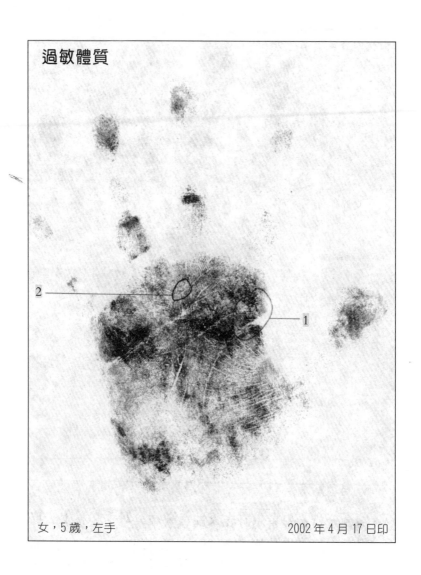

過敏體質

女，5歲，左手

2002 年 4 月 17 日印

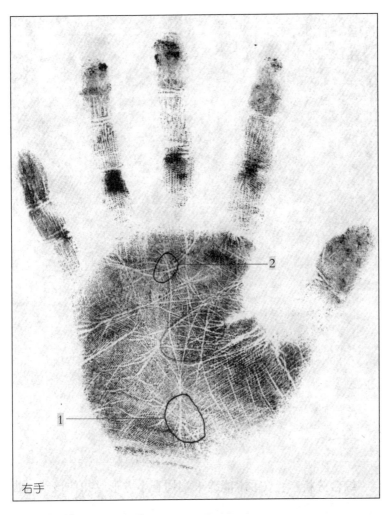

右手

綜合分析：1. 雙手本能線同腦線起端分開距離大，提示此人性格急躁，還應注意婦科炎症的發生。2. 雙手均有金星環，提示此人為過敏體質。

建議：口服中成藥玉屏風散（丸）以增強體質。

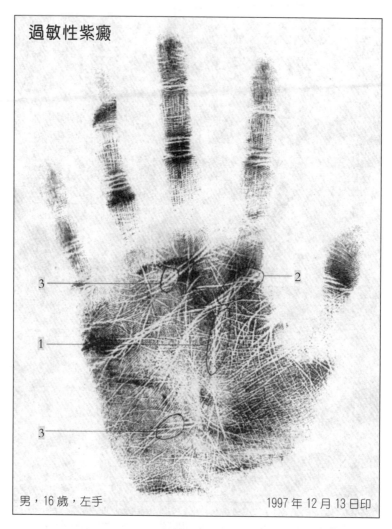

過敏性紫癜

3 —⎯⎯⎯

2 ⎯⎯⎯

1 —⎯⎯⎯

3 —⎯⎯⎯

男，16歲，左手　　　　　　　　1997 年 12 月 13 日印

　　綜合分析：1. 此人雙手掌紋雜亂無章，雙手本能線上段均呈繩狀紋；雙手感情線也呈繩狀紋，提示此人從幼年至今體質差。2. 雙手掌本能線同腦線起點交匯處呈菱狀紋理，提示幼年尿床史。3. 雙手均有雙條金星環，提示此人為嚴重過敏體質。

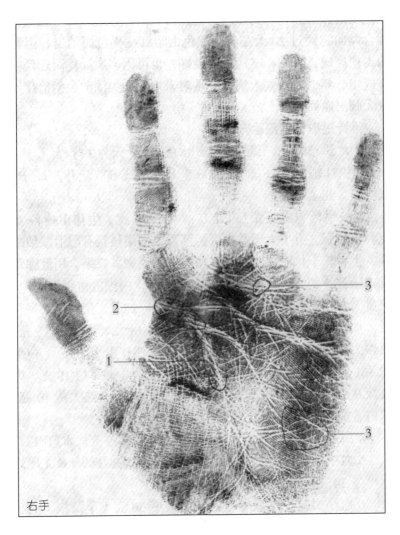

右手

　　左手月丘有放縱線，右手掌有雪梨線，提示此人易患過
敏性皮膚病。此人因長期患過敏性紫癜而來醫院就治。

　　過敏性紫癜多見於兒童和青少年，男性多見。損害多見
於下肢而以小腿伸側為主，廣泛的可波及上肢以及全身。發
病前可有上呼吸道感染、低熱、全身不適等前驅症狀，繼而

皮膚黏膜出現散在瘀點，可稍隆起呈斑丘疹狀出血性紫斑，可有部分融合傾向，經過 20 天左右，顏色由暗紅變褐色而消退，但新的皮損斑成批發生。本病預後良好，也可因多次反覆而遷延數月或 1～2 年。少數病人病情嚴重時未用皮質類固醇激素治療，導致大腦出血而死亡。

治療過敏性紫癜驗方：

1. 大棗 150 克，甘草 20 克，水煎服。7 天為 1 療程。

2. 生牡蠣 90 克，加水 2000 毫升，煎成 600 毫升，日分 3 次溫服，兒童酌減。

3. 二果湯（顧丕榮）：處方：大棗 60 克，生焦山楂各 30 克，水煎服。方中大棗益中氣，調營衛；山楂具有酸泄酸斂之性，生者長於化滯斂營，焦者功擅消瘀退癜。二果合用健脾和營，一補一消，俾外溢之，血得以消散，內虛之血得以化生，使血循於故道，則血不外溢，癜自消癒。加減：初病血熱妄行者，加水牛角 lO 克、赤芍 12 克、生地 18 克、白茅根 15 克，酒炒大黃 9 克以涼血消瘀。久病血虛者加：生地 15 克、白芍 12 克、川芎 9 克、當歸 15 克、荊芥炭 9 克、茜草根 10 克、大黃炭 9 克以養血祛瘀。腹痛者加：白芍 30 克、熟大黃 10 克。尿血者加：小薊 10 克、白茅根 30 克。

4. 白及 9 克、乳香 6 克、青黛 3 克、紫草 9 克。水煎服。

5. 血小板減少性紫癜。處方：仙鶴草（脫力草、黃龍尾）、大棗各 30 克。水煎服。

6. 血小板減少性紫癜。處方：大棗 30 克，羊蹄根 15 克。水煎服。

中成藥：1. 歸脾丸。2. 十灰丸。

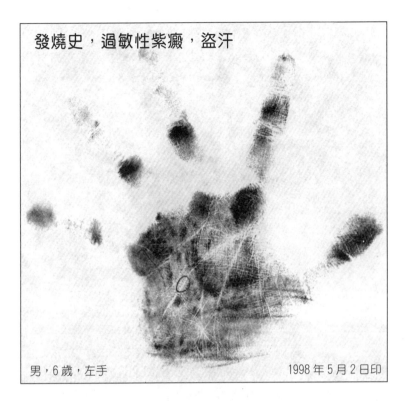

發燒史，過敏性紫癜，盜汗

男，6歲，左手　　　　　　　　　　　1998年5月2日印

綜合分析：凡小孩手掌有雪梨線者，提示發燒史。小孩易盜汗，易患過敏性紫癜皮膚病。

過敏性紫癜，又名變應性紫癜。紫癜，是一種過敏性毛細血管和細小血管的血管炎。易侵犯男孩，皮膚和黏膜均可出現瘀點，可伴有關節、腹部和腎臟症狀。有相當一部分患者發病前有上呼吸道感染史。

治療：1. 醋酸波尼松片 1～2 片，維生素 C 片 1～3 片，馬來酸氯非那敏 1～2 片，以上為每次量，每日 2～3 次口服。

2. 單驗方：泡桐花每年 3～5 月份採集，鮮品也可，每天 10～30 克乃至 60 克，應從小量開始逐漸增加，水煎待溫日分 2 次口服。

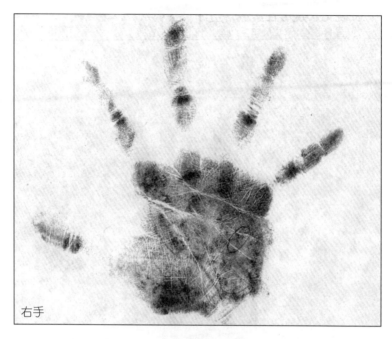

右手

3. 顏德馨教授經驗方：升麻加入桃紅四物湯中治再障，粒細胞缺乏症，血小板減少症等效果好。桃紅四物湯即：桃仁9克、紅花3克、川芎10克、當歸15克、白芍18克、生地20克、升麻6克，水煎服。

4. 涼血四物湯：當歸、生地、川芎、赤芍、黃芩、茯苓各9克，紅花、陳皮、生甘草各6克。水煎日分2次口服。功能：清熱涼血祛瘀。

5. 涼血五根湯：白茅根、紫草根各30克，瓜蔞根、茜草根、板藍根各15克。水煎日分2次口服。功能：涼血活血，解毒化斑。

6. 紫癜性腎炎（王琦教授經驗）：麻黃連翹紅豆湯（麻黃、連翹、杏仁、紅豆、大棗、生樟白皮、炙甘草）加紫草、茜草、益母草。水煎服。

7. 中成藥：人參歸脾丸。

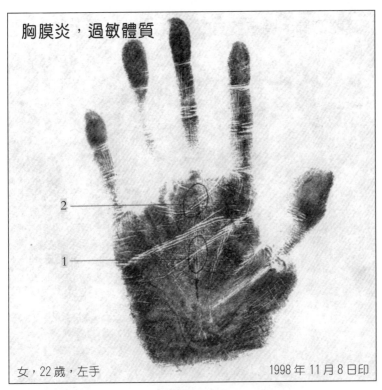

胸膜炎，過敏體質

女，22歲，左手　　　　　　　　　1998 年 11 月 8 日印

　　綜合分析：1. 左手玉柱線頂端呈羽毛球拍狀紋正好扣住腦線，提示胸膜炎史。2. 有明顯的雙條金星環，提示過敏體質。

　　胸膜炎中醫治療：十棗湯（《浙江中醫雜誌》）：大戟、甘遂、醋炒芫花各 3～9 克，大棗 10 枚。加減：若見風寒表證，加辛溫解表藥：荊芥、防風各 9 克，炙麻黃 6～9 克，杏仁 9～15 克；若見風熱表證，用十棗湯加辛涼解表藥：金銀花、白菊花各 15～30 克，連翹 9～15 克，桑葉 15～18 克，薄荷 6～12 克；若見少陽症，用十棗湯加柴胡、黃芩各 9～15 克，薑半夏 12～15 克，薑竹茹 9～12 克，桑白皮 30 克，廣鬱金 15 克，生薑 3 片。水煎服，每日 1 劑 2 次分服。經治後胸水全部吸收，療效滿意。

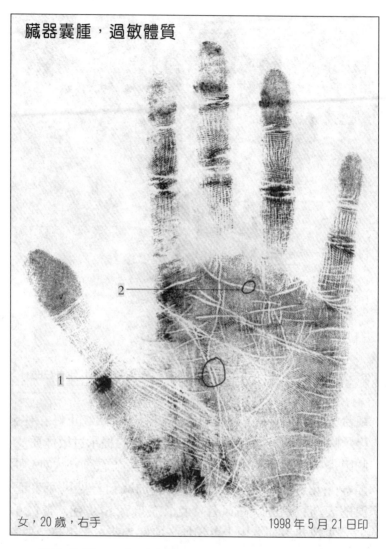

臟器囊腫，過敏體質

女，20歲，右手　　　　　　　　　　1998年5月21日印

　　綜合分析：1. 右手本能線中央處有島紋，提示此人中焦某臟器有囊腫信號。2. 有明顯的金星環，提示過敏體質。
　　建議：口服中成藥參苓白朮散或補中益氣丸以增強體質。

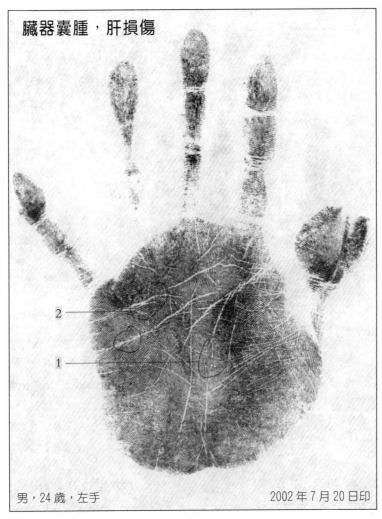

臟器囊腫，肝損傷

2

1

男，24歲，左手　　　　　　　　　　2002 年 7 月 20 日印

　　綜合分析：1. 左手本能線中段有島紋，提示中焦某臟器有囊腫信號。2. 肝分線上有島紋，提示肝損傷，多為暴飲酒所傷。

　　建議：平時多食動物肝臟。終生戒酒以養肝。

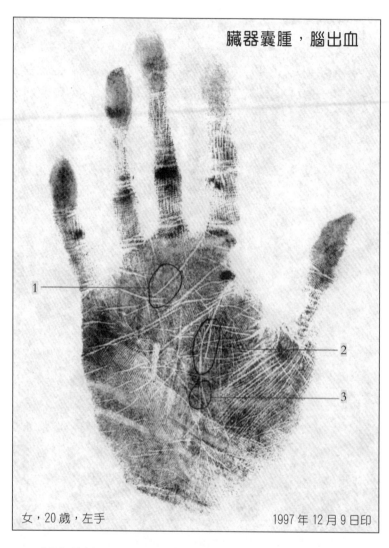

臟器囊腫，腦出血

1

2

3

女，20歲，左手　　　　　　　　1997 年 12 月 9 日印

　　綜合分析： 1. 左手有金星環，提示過敏體質信號。2. 左手本能線上有明顯的小島紋，提示某臟器有囊腫。3. 左手本能線短，末端又有分叉紋，提示應預防腦出血。

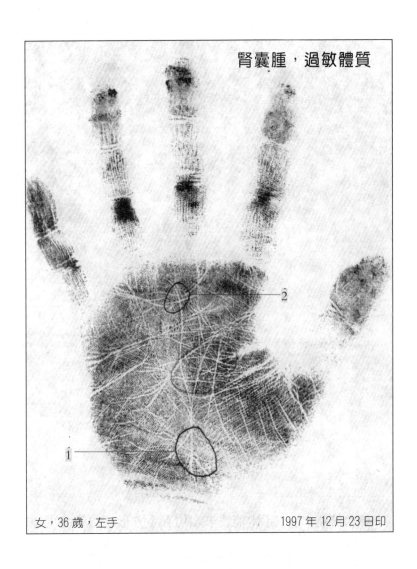

腎囊腫，過敏體質

2

1

女，36歲，左手　　　　　1997 年 12 月 23 日印

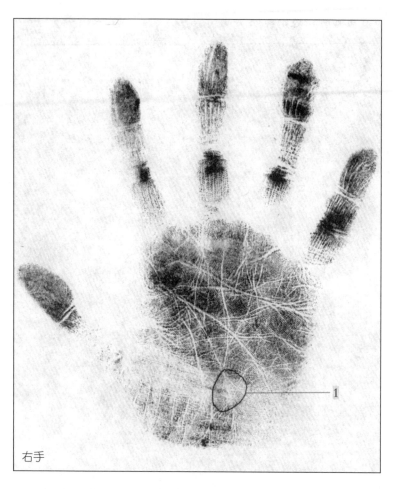

右手

　　綜合分析：1.雙手本能線末端均有小方形紋扣住該線，提示下焦某臟器有囊腫信號或有手術史，當筆者告訴她以上時，患者立即證實說：我左腎切除，右腎患有囊腫。但筆者又告訴她，雙手均有副本能線，故抗病能力強。2.左手掌有明顯的金星環，提示過敏體質。

第三章

掌紋診病彩圖綜合分析

簡易手掌紋墨印傳真法

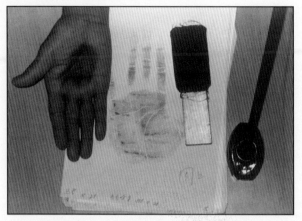

　　找一塊長約10公分，寬4公分的小木板，一端用寬約4公分的長條棉布纏繞幾圈後固定。採掌紋時先用毛筆蘸墨汁均勻塗在布面上，採掌紋者左手向上托住被採掌紋者手指背，右手持木板另端垂直頻拍被採掌紋者手掌，全掌給色均勻適宜。然後讓被採掌紋者手掌垂直按壓在提前鋪墊好的白色道林紙上。對掌心處要用力在手背處使壓，要求全掌紋圖清晰可辨。印完後，用筆注明被採掌紋者的姓名、性別、年齡、採紋時間、地址等。供日後查找對照。註：夏天印掌紋時，手掌有汗，先用紙巾拭乾再塗墨。

壽線紋，手背指節紋彩圖

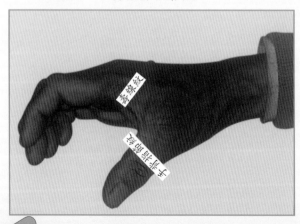

　　壽線紋、手背指節紋——見第一章、二、手指掌紋34條線的名稱及意義第17條，第26條。

頭痛，心律不整

　　女，32 歲。1.雙手腦線均有干擾線，提示頭痛信號。2.雙手均有貫橋線，提示心律不整、冠心病信號。

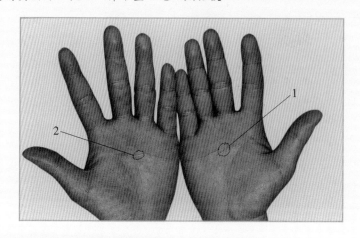

頭痛，眩暈

　　女，34 歲。左手腦線中央有較大島紋，中途有分叉紋，叉紋又被干擾線干擾。右手腦線中央有斷裂之跡，提示頭痛、眩暈信號。

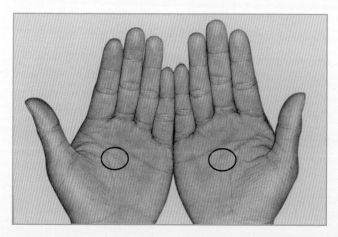

腦出血家族史

　　男，42歲。1.雙手掌皮膚色紅，提示此人高血脂信號。2.右手本能線短，且末端分叉紋，提示此人有腦血家族史，但主線延長同玉柱線相融合，表示遺傳疾病對此人無大礙。

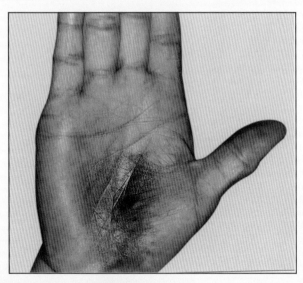

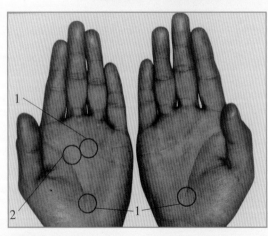

眩暈，關節炎

　　男，27歲。1.左手肝分線走在中指下同感情線相交；雙手本能線末端分明顯叉紋，提示關節炎信號。2.左手智慧線上有大島紋，提示眩暈信號。

腦動脈硬化

男，37 歲。1.雙手掌大拇指根部紋理變直，且全手掌有血脂丘，提示腦動脈硬化信號。2.雙手掌月丘均有指樣馬蹄紋，提示此人運動耐力、免疫力、抗病能力差。3.雙手腦線中央均有小眼狀紋符號，提示近視眼。

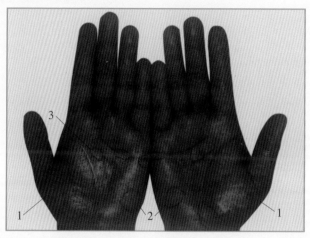

腦動脈硬化，中毒史

男，62 歲。1.雙手掌面有數朵血脂丘；雙手大拇指根部紋理變直，提示腦動脈硬化信號。2.右手無名指下感情線上有狹長島紋，提示中毒史（患者告知為煤氣中毒史）。3.左手有明顯的便秘線。

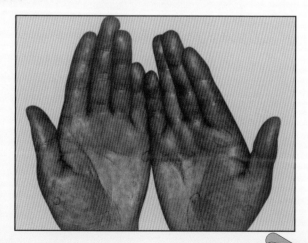

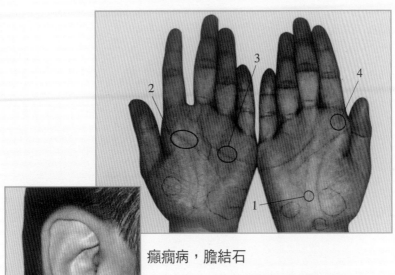

癲癇病，膽結石

　　男，38 歲。1.右手便秘線像主線一樣粗；雙手月丘有較深的放縱線；耳垂有三分之二以上大凹坑；以上提示癲癇病信號。2.雙手本能線與腦線起點交匯處呈菱狀紋理，提示兒童時期遺尿史。3.左手無名指下感情線上有狹長島紋，提示食物中毒史。4.右手巽位有明顯的「田」字紋，提示膽結石症。

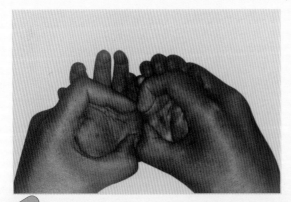

頭　痛

　　女，14 歲。

　　左手腦線有中斷之跡，提示此人頭痛、頭部受傷史（對有價值的掌紋看不清時，醫者可用手揑住紋兩邊，使紋路清晰，易於觀看）。

腦出血徵兆

　　男，48歲。雙鼻隧紋深淺不一，提示此人有遺傳性腦出血家族史，應積極預防。

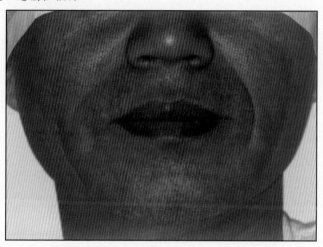

眩　暈

　　女，50歲。左手掌腦線中央有明顯的大島紋，提示此人患有眩暈症。

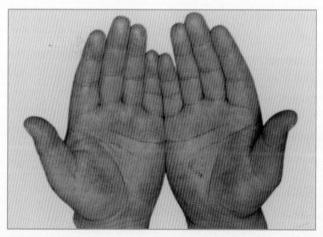

腦出血家族史，失眠，痛經

女，19歲。1.左手本能線走到一半時中斷，末端分叉紋，提示此人有腦出血家族史。2.雙手月丘有走不到位的兩三條放縱線，提示此人患有睡眠障礙。3.左手掌玉柱線起端紋較亂，右手本能線末端有幾個小長島紋，提示此人月經不調，痛經信號。4.右手掌無名指下感情線上有小島紋，提示近視眼信號。

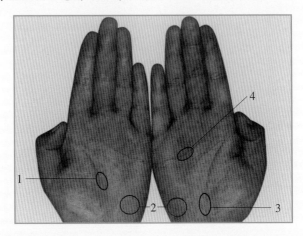

失眠，婦科疾病

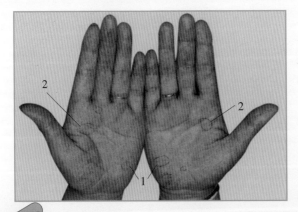

女，26號。1.雙手掌月丘均有明顯的放縱線，提示多夢、失眠之信號。2.雙手掌本能線與腦線起點距離分開較大，提示此人易患婦科炎症，白帶多。此人常常易情緒波動。舌根也經常苔厚發黃色。

頭痛，低血壓

女，19 歲。十指指甲均小（正常指甲大小占本指節長度的二分之一），提示此人易患習慣性頭痛。十指指甲甲根部位均無白色月眉。提示此人正患低血壓信號。

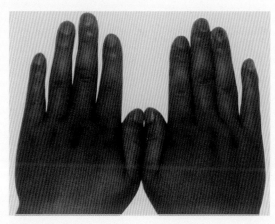

低血壓

女，20 歲。雙手除大拇指指甲根位有微小白色月眉，其餘均無，提示此人血壓偏低。

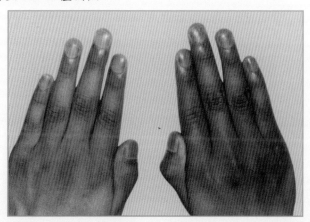

肺結核病史

　　女，20歲。雙手掌本能線靠上端均有長島紋符號，提示此人患有肺結卡核病史。

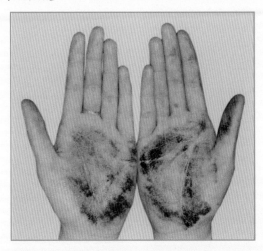

呼吸系統疾病

　　男，39歲。十指甲均呈大甲型（占第一指節五分之三以上稱大甲），同時此人十指甲又呈爪甲型。提示此人有呼吸道性疾病，多為氣管炎。

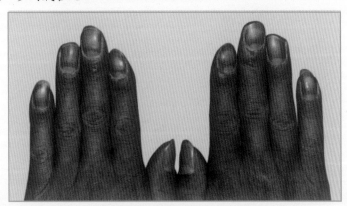

肺癌，冠心病

男，62歲。1.雙手掌異樣發黑色，十指前端發灰色皮膚乾粗。十指甲色變乾灰色，並有小疹子樣甲角質，雙手月丘均有指樣紋，提示惡變性肺癌。2.雙手方庭均有明顯的貫橋線，提示冠心病。3.雙手震位均有明顯的橫凹溝紋，提示胃疾。

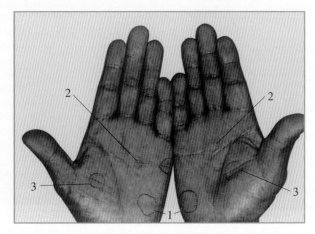

肺結核，肝損傷

男，31歲。1.雙手感情線中央均有大方形紋扣住；雙手無名指下接掌面處有明顯的「井」字紋，提示肺結核病。2.右手有明顯的肝分線，線上又有島紋，提示肝損傷。

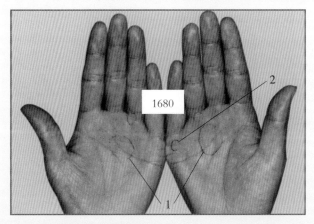

慢性支氣管炎，肺氣腫

男，60歲。1.雙手食、中、無、小指第二節均呈蜂腰狀，提示慢性支氣管炎。2.雙手掌面四指掌屈褶紋中指下均有明顯的干擾線，提示肺氣腫。3.雙手地丘本能線上有明顯的島紋，提示前列腺增生信號。

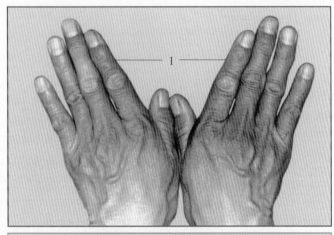

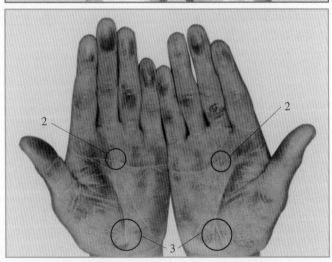

先天性心臟病，膽疾，腎結石

女，44歲。郴州人，2004年3月25日。1.雙手地丘處有小凹坑，提示腎結石信號。2.雙手腦線末端均有十字紋，提示頭痛。3.左手無名指下方庭處有葉狀島紋符號相切兩主線，提示乳腺增生信號。4.左手巽位有明顯的「井」字紋，右手巽位有小凹坑，提示膽囊息肉等膽囊疾患，患者當天去醫院檢查已證實。

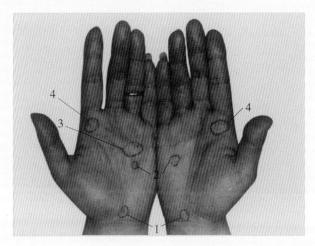

便秘，頸椎病

女，20歲。1.左手方庭有貫橋線，右手方庭有「十」字紋，提示心臟病之先兆。2.右手掌有兩條便秘線。3.左手無名指下方庭從腦線上生出一條向上的彎弧支線，提示此人已患頸椎病（醫學界將此類稱為「20歲的年齡，40歲的頸椎」）。

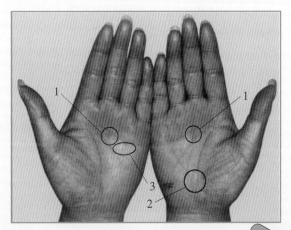

冠心病，前列腺增生

男，61歲。2000年10月攝於中國中醫研究院東北丹東張貴林刮痧總站手診學習班某學員。1.雙手本能線末端均有大島紋，提示前列腺增生及腰痛。2.方庭有明顯的貫橋線，提示冠心病。3.雙手酸區增大，左手又有明顯的放縱線，提示糖尿病信號。

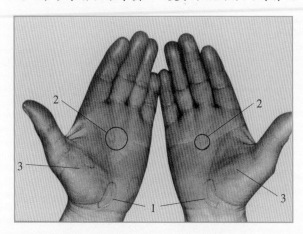

失眠，心律失常，子宮肌瘤

女，19歲。1.雙手均有明顯的放縱線，提示多夢、失眠信號。2.右手方庭有明顯的「十」字紋，提示心律失常信號。3.左手本能線下端處有明顯的小島紋，多提示子宮肌瘤、痛經信號。若雙手此位線上有右手筆跡樣明顯的三角形掌紋符號，多提示此人患疝氣日久。

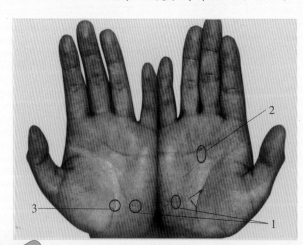

腰痛，心臟疾患

男，45歲。1.雙手本能線末端均有大島紋，提示腰痛、前列腺肥大信號。2.雙手小指下感情線上均有小島紋，提示此人腎虛耳鳴。3.雙手方庭均有貫橋線，提示心臟疾病信號。

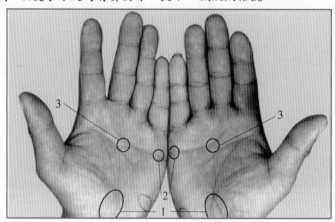

消化功能差，心臟疾患

女，69歲。1.雙手四指掌屈褶紋均走流到食、中兩指縫，提示此人長期消化功能差。2.雙手方庭均有貫橋線，提示此人患有心臟疾病。

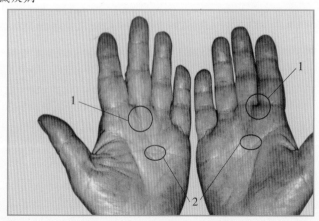

腹瀉

女，22歲。金星丘發青黑色，月丘坎位皮鬆，提示此人近幾天腹瀉較重造成。

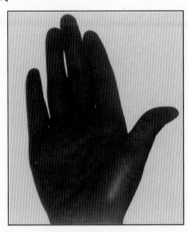

痔瘡，胃下垂

女，23歲。1.左手有明顯的肝分線，提示有肝損傷史。左手地丘有小豎島紋，提示痔瘡信號。2.雙手本能線短而頭齊，提示肝硬化家族史。3.右手玉柱線末端呈羽毛球拍狀紋，提示此人有胃下垂信號。

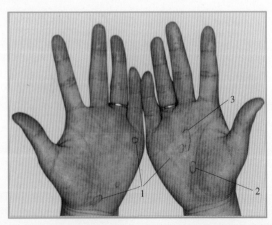

消化功能差

女，32歲。
雙手掌篩滿紅色
小點，提示此人
近期消化功能
差。此類人冬季
怕冷，手冰涼，
夏天怕熱，手發
燙。

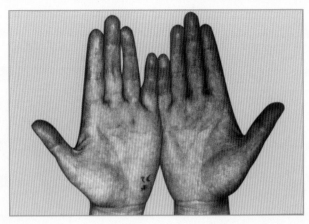

慢性腹瀉，附件炎，痛經

女，35歲。1.左手
本能線上端近大拇指側
有一細長平行線，提示
慢性腹瀉，此人只要一
吃涼食物即會拉肚子。
2.本能線下端有一大島
紋符號，提示附件炎、
腰痛信號。3坎位有
「米」字紋，提示痛經
史。

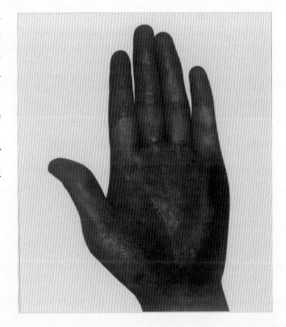

直腸腫瘤，胃病

女，45歲。1.雙手本能線末端有明顯的向手腕垂直島紋，提示直腸腫瘤信號（醫院檢查證實後已手術）。2.左手震位有橫凹溝；本能線靠上端處有一條明顯的橫干擾線，提示慢性胃炎。

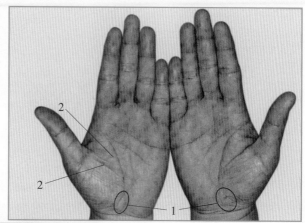

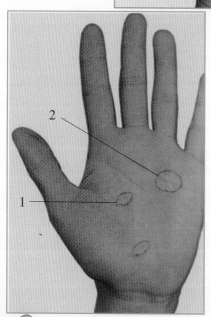

慢性結腸炎，高度近視

女，29歲。1.左手本能線近大拇指側有一條平行副線，提示慢性結腸炎。2.無名指下感情線上呈橫「∞」字紋，提示高度近視信號。

萎縮性胃炎，前列腺增生

男，55歲。1.雙手震位均有深凹橫溝，提示萎縮性胃炎。2.雙手本能線末端均有大島紋，提爪前列腺增生。3.雙手腦線上均有明顯的「十」字紋，提示頭痛。

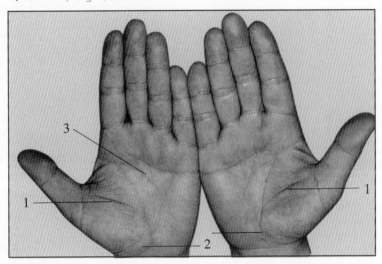

急性腸炎

女，18歲。十指甲甲端下發紅色，提示急性腸炎。

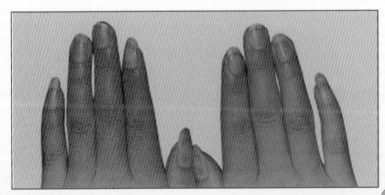

肝硬化家族史，腎虛

　　男，31歲。1.左手本能線中斷，提示此人有家族性肝硬化史。2.左手感情線起端光滑，右手感情線起端有明顯的島紋，提示此人患有腎虛耳鳴、遺精、滑精信號。

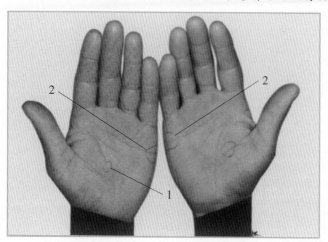

肝硬化家族史

　　男，35歲。1.雙手本能線均短頭齊，提示家族性肝硬化史。2.雙手本能線與腦線交匯處距離大，提示此人性格急躁，陰部易多汗潮濕。女性長期白帶多。3.雙手無其他細條掌紋，掌紋單一，為體力勞動者。

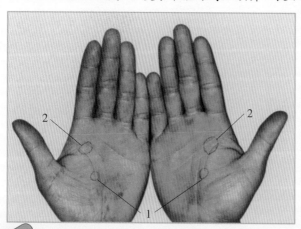

膽結石

　　女，22 歲。雙手背各關節處發青黑色，提示膽囊結石信號。此人有膽結石家族史。建議應養成吃早餐的習慣。

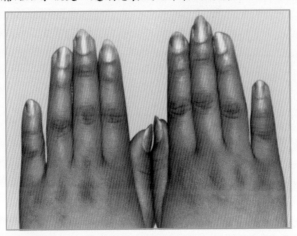

膽結石，腰痛

　　女，39 歲。1.雙手巽位均有明顯的「田」字紋，提示膽囊結石症。2.雙手本能線均有先天性斜樣干擾線，提示腰痛信號。

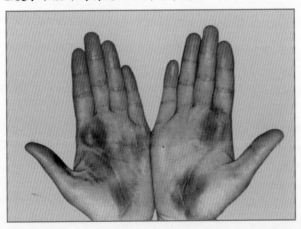

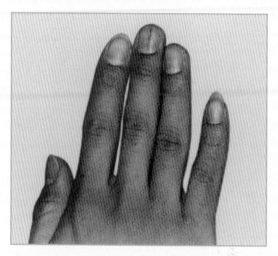

膽結石

女，38 歲。右手中指甲面有一縱條褐線，提示膽囊結石症。

腰痛，近視，痔瘡

女，20 歲。1.左手本能線末端有一條斜的干擾線，提示此人進入中年以後易患腰痛。2.左手腦線中央有小島紋，提示近視眼信號。雙手地丘均有豎形小島紋，提示痔瘡信號。3.右手方庭有明顯的「十」字紋，提示心律失常信號。

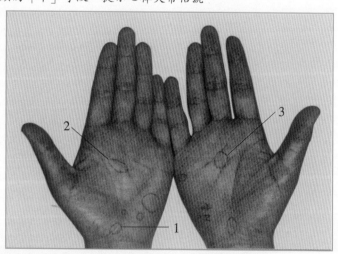

頸椎病，胃病，鼻炎

　　男，43歲。1.雙手無名指下腦線上均生出支線上行小指方向，提示頸椎增生。2.雙手震位有橫凹溝，提示慢性胃炎。3.右手食、中指縫掌面處有方形紋，提示鼻炎。4.左手本能線與腦線相交處呈菱狀紋符號，提示尿床史。5.左手腦線上有較大島紋，提示眩暈。6.右手巽位有向上發展的健康線，提爪此人有病也很快能康復。

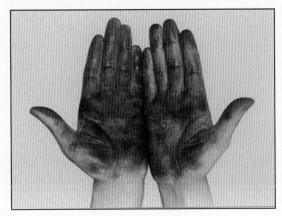

腰痛，頭痛，低血壓史

　　女，36歲。1.雙手本能線末端均有先天之斜樣干擾線，提示易患腰痛。臨床驗證：有此線者以美術工作者多見，或此人無論是大人小孩均愛好美術。2.雙手均有放縱線，提示多夢。3.雙手腦線末端均有「十」字紋，提示頭痛。4.右手太陽線呈「井」字紋，提示低血壓史及此人血壓偏低。5.雙手本能線與腦線起端呈菱狀，提示此人幼年患遺尿史。

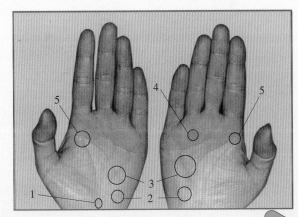

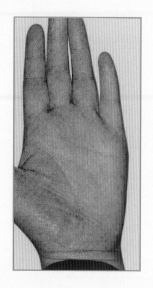

腰椎間盤突出

　　女，60歲。金星丘有明顯的小凹坑，提示腰椎間盤突出信號。

乳腺增生，乏力症，手指麻痹，子宮肌瘤

　　女，35歲。1.左於無名指下方庭有一葉狀島紋相切上下兩條主線，提示乳腺增生。2.右手腦線呈大「8」字紋，提示乏力症。3.雙手本能線起點內側有支線生出，提示此人手指易麻痹。4.雙手本能線下端均有小島紋，提示子宮肌瘤信號。

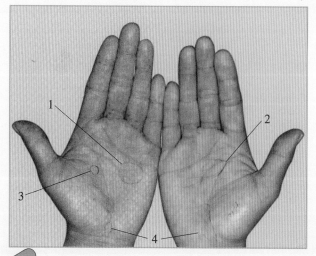

掌紋診病實例分析圖譜

卵巢囊腫

女，22歲。1.雙手本能線末端均有柳葉樣島紋，提示卵巢囊腫信號（經醫院證實）。2.雙手本能線末端均有先天性斜樣干擾線，提示此人喜愛美術，但易患腰痛。3.右手有長的便秘線。

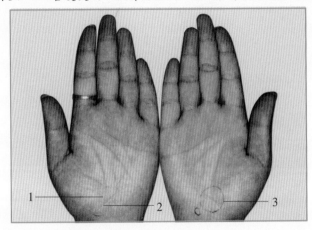

婦科宮頸癌，膽囊切除

女，59歲。1.雙手本能線末端有島紋，且左手坎位紋理雜亂無章，十指腹皮膚乾巴粗糙，提示婦科惡變病。2.右手巽位凹陷、皮厚，提示膽囊切除。3.左手方庭有「丰」字紋，右手方庭有貫橋線，提示心臟病信號。

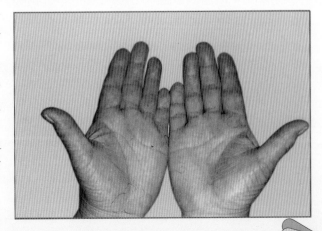

糖尿病，高血脂，肺氣腫

男，51歲。1.雙手月丘均有兩三條明顯的放縱線，酸區增大，五指併攏時雙指縫下掌面處有凸起的脂肪丘，提示糖尿病，高血壓，高血脂信號。2.左手腦線無名指下線上有一條支線走向小指方向，提示頸椎病。3.雙手感情線中指下被眾條干擾線干擾，提示肺氣腫。4.雙手震位有橫溝，提示胃疾。

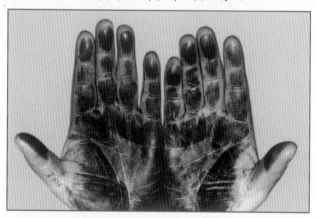

婦科惡變病信號

女，47歲。雙手本能末端近手腕處均有大島紋，建議每3~6個月去醫院婦科進行防癌普查一次。

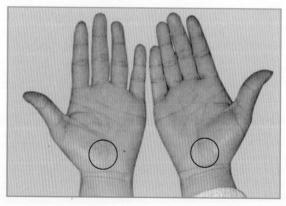

婦科惡變病信號

女，49 歲。雙手均有雪梨線。雙手本能線末端均有大島。雙坎宮上：沿處有「米」字紋符號。建議每 3～6 個月去醫院防癌普查一次。

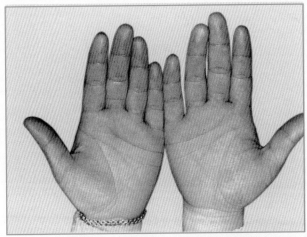

慢性盆腔炎

女，45 歲。1.本能線末端呈掃把狀，提示慢性盆腔炎信號。2.無名指下感情線上有小眼狀島紋，提示近視眼或其他視神經障礙信號。

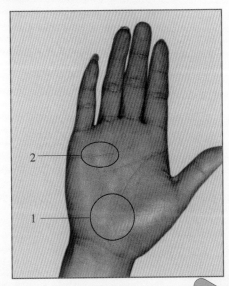

視力障礙，心律不整

女，26歲。1.雙手腦線中央均有小眼島紋符號，提示視力障礙信號。2.雙手均有貫橋線，提示心律不整、冠心病信號。

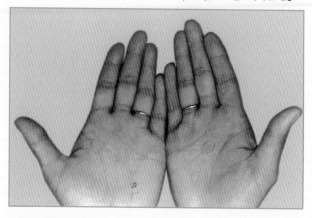

耳鳴，中耳炎

女，36歲。1.雙手四指屈掌褶紋小指下線上均有小島紋符號，提示耳鳴、中耳炎史。2.左手生命線內側生有一條平行支線，提示手指容易麻痺。3.左手生命線中途有小斷裂之跡，提示年齡段應積極預防疾病。

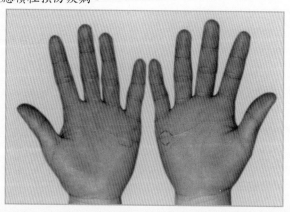

········掌紋診病實例分析圖譜········

過敏體質，便秘

男，18 歲。1.雙手掌均有明顯的金星環，提示過敏體質。2.左手有兩條明顯的便秘線，提示此人為癲癇病信號。

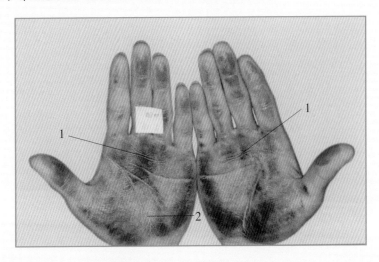

近視，便秘，乳腺增生

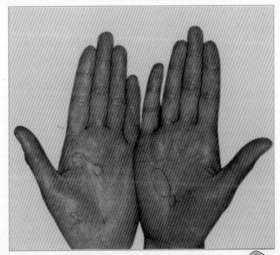

女，22 歲。左手腦線與本能線起端交匯處呈菱狀紋理，提示此人有幼年遺尿史。左手腦線中央有小島紋，為近視眼信號。左手有便秘線，右手金星丘有血管突露，均提示此人患有便秘。右手非健康線中央有較大島紋，提示乳腺增生信號。

乏力症，前列腺疾病

男，46歲。1.左手本能線末端有狹長細島紋，提示乏力症。2.右手本能線末端有大島紋，提示前列腺增生及腰痛信號。

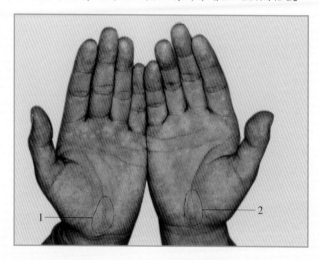

先天性魚鱗病手掌

女，20歲。雙手掌皮膚粗、皮厚。為先天性魚鱗病。

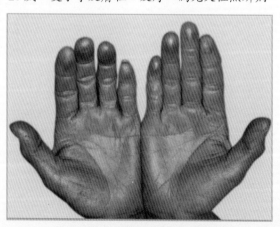

女，32歲。雙手掌皮膚乾巴粗糙，為先天性魚鱗病。雙小腿魚鱗病照片，為此人雙腿。

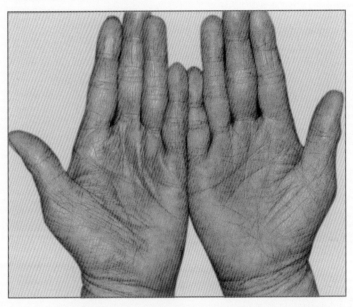

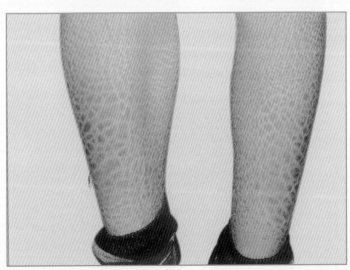

先天性魚鱗病

女，21歲。雙手望去皮膚粗糙、皮厚。

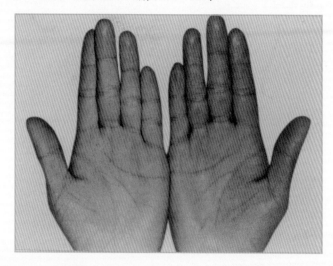

泌尿結石，痔瘡

男，38歲。雙手本能線均凝斂稍短，提示腰痛信號，應預防泌尿系結石。雙手玉柱線起端處均有方形紋，提示患痔瘡日久。雙手月丘外側打擊緣處有凹陷，提示性功能減退信號。

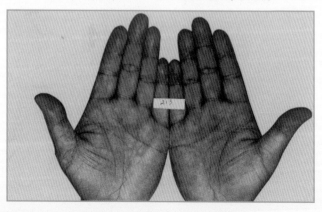

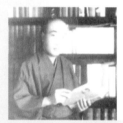 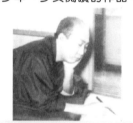 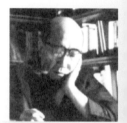
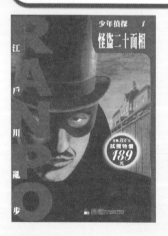 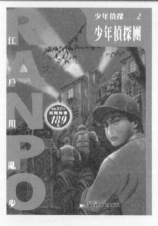 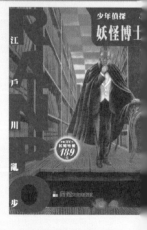

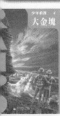
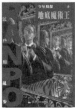
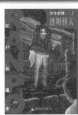 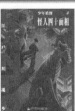 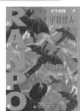
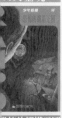
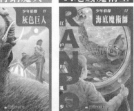
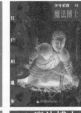
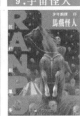
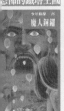 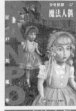
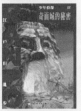
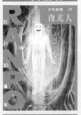
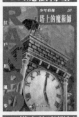
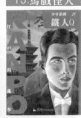

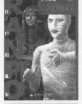

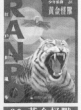
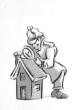